文成天縱

中醫古籍稀見稿抄本輯刊

ZHONGYI GUJI XIJIAN GAO-CHAOBEN JIKAN

33

李鴻濤 主編

广西师范大学出版社
GUANGXI NORMAL UNIVERSITY PRESS
·桂林·

第三十三册目録

七、臨證各科

（二）外科

内經論治一卷

不著撰者

清光緒二十一年（一八九五）張慶龍抄本

内經論治一卷

本書爲中醫内科專著。又名《五臟證治》。著者及成書年代未詳。全書分列肝、膽、心、小腸、脾、胃、肺、大腸、腎、膀胱、三焦等，均先引據《内經》所述，除叙述各臟腑生理病機外，還重點論及臟腑之間關係，後再羅列諸經用藥和常用方劑，以此闡發臟腑論治及方藥，所述病機及治療皆屬内科範疇。

内經論治

内經論治目錄

内經論治

論肝

經云東方生風風生木木生肝故肝為風木之臟木能生火所以內寄相火昔燧人氏之鑽木取火非其明驗乎肝也木也風也火也賴北方之癸水以涵之西方之辛金以平之所以恬然無事若水源些虧略失涵濡遂火燄騰天而莫之遏金鋩微鈍少疎平伐遂木反刑金而受其火爍矣故謂之剛臟又謂之將軍之官而居於極邊至遠之鄉六淫之邪未能遽入邊疆而蕩搖之也偶而入之則金城攻破瘰癧厥逆之變如蜂擁起倏矣其臟主筋統血一有邪干則血涸筋枯而顛

出若此形狀經云諸風掉眩皆屬於肝是也其性剛勇善干他臟伐及中州則乘胃而嘔尅脾而洩所以葉天士先生有治脾胃者必先理肝之条經云病在中旁取之是也若犯及上焦則刑金而賁經云諸氣奔越皆屬於上上者肺也實由下焦之肝臟木火熾及肺金而然也試論其肺肝肺在上而為相府之官肝處下而為將軍之官文武之職既不同南北之地殊迥隔何致侵凌乃爾余讀左氏傳至齊桓公伐楚楚主使人言曰君居北海寡人居南海惟是風馬牛不相及也不虞君之涉吾地也何故若相傳之官亦奪此數語而切責之將軍其何辭以對乎則必曰相傳之官治節失司也治節

既失其司理之惟有清金之制木也孫千金之葦莖湯一方最妙，實葉天士先生之獨出新裁而為萬世之準繩者也此節上文所云金鋩微鈍木反刑金而受其火爍是也甚而上冒則咽腐睛紅眩暈煎厥諸般火候叢生當此之際而丹溪之介類潛陽勢所不免蓋乙與癸同一源也此節上文所云水源些虧略失涵濡火餒莫過是也乃若補瀉異乎他臟以歛為瀉以散為補經云肝欲散急食辛以散之用辛補之以酸瀉之是也所以當歸與芍藥叅用謂之補烏梅與乾姜叅用謂之和而辛酸相輔以濟之若苦與酸合又謂之洩如黃連烏梅之品為其力能入至遠之鄉而能直洩至陰之熱也

因其內寄相火病生雜還故運方亦不能純觀仲景之烏梅丸連柏椒桂梅並用窺見一班矣

平氣

柴胡　青皮　蒺藜

疎氣

延胡　荔枝　橘核　小茴香

熄風

天麻　石決明　生牡蠣　蝎尾

和陽

烏梅　白芍　木瓜

瀉火

蘆薈　龍胆草

清火

丹皮　黑山梔

安魂　肝藏魂

龍齒　雲神抱木

育陰

鱉甲　淡菜　木耳

養臟

白芍　萸肉　杞子　甘草寒炙

鎮逆

鉄落

入臓

鼠屎

行筋 肝主筋

桑寄生

洩陽

川楝子

踈洩

金鈴子散 金鈴子即川楝子

純瀉

當歸龍薈丸 大黃 黃芩 黑山梔 蘆薈 當歸 木香 黃連 黃柏 龍胆草 青黛 麝香 生姜

養而條達

逍遥散 当归 白芍 茯苓 薄荷 本方加熟地黃 白术 甘草 柴胡 生姜 即名黑逍遥散

條達兼清

加味逍遥散 即上方加丹皮 黑山梔

肝腎兼補

黑逍遥散

肝脾兼補

歸芍異功散 当归 人参 茯苓 陳皮 白芍 白术 炙草

肝腎兼養

六味丸 熟地 丹皮 澤瀉 萸肉 淮藥 茯苓

養陰

復脈湯 炙甘艸 麥冬 阿膠 桂枝 大棗 生地黃 麻仁 人參 生薑

人參固本丸 天冬 生地 人參 麥冬 熟地

二至丸 女貞子 旱蓮草

論膽

胆屬少陽之經而為風木之府與厥陰肝臓為表裏而同涵相火人之飲食入胃脾雖為婢臓而司運小腸為火府而司腐全賴此木府為之槖籥風火煽胃而熟水穀也因其内涵

相火故有清洩之法葉天士先生云清洩少陽之氣熱桑葉清洩少陽之血熱丹皮清洩血熱者清其風藏之火也清洩氣熱者清其木府之火也二味叅用則臟腑氣血兼清誠盡美又盡善也故二味每相須而相行如農家夫婦不能須臾離也又為清凈之府清凈者無出無入藏而不瀉與諸府之以通為用而治者迥然不同雖仲景之作聖亦不能别𣿬補瀉而拖治而但立和解之小柴胡湯至以和解二字千古以來無人細嚼其義註傷寒者但曰邪在半表半裏宜和解之囫圇吞下未辯何味惟國朝王晉三先生獨能開其生面註小柴胡湯曰不治表裏而以升降之法和之十二字繪出和

解二字之一幅真容使今之輩人人認得面圖誠有功斯道也余讀其註曰柴胡升足少陽之清氣黄芩降手太陰之熱邪一升一降正氣和而邪氣解豁然大悟矣

清氣

羚羊角　青蒿

瀉火

桑葉　丹皮

和解

柴胡　黄芩

引火

猪胆汁

膽胃和補

小柴胡湯 人參 半夏 甘艸 柴胡 黃芩 大棗 生薑

和而兼通

大柴胡湯 柴胡 大黃 黃芩 白芍 枳實 半夏 生薑 大棗

膽脾同理

清脾飲 青皮 柴胡 半夏 厚朴 黃芩 茯苓 艸菓 白朮 甘草 生薑

論心

心為君主之臟無為而治屬南方之丁火而為離宮與北方之坎宮癸水對面而居一水一火常相交媾而遂其既濟也

胞絡為之宮城重匕脂膜遮蔽深邃而居濕淫暑邪雖似晉兵飛渡長江之勢亦不能遽突胞絡之城圍而進也故君主之臟有自餒而無邪干但有養血寧神而交腎之法則葉天士先生雖有邪入心營之案而立清心之方如犀角地黃湯串玉女煎乃是膻中臣使之官代君受傷雖曰清心實清膻中也膻中者即宮臣之胞絡也不過素問與靈樞異其名目耳至以自餒心為牡臟而藏神神虛而寐不能安天王補心丹養之營虛而火擾離宮酸棗仁湯寧之自虛而虛及其子心脾之營血兼虧歸脾湯補之如心虛與腎失交又須參入地黃一味謂之黑歸脾湯心脾腎兼補之蓋黑者北方之水

色也君用熟地黄以益北方腎水故名曰黑藉方中之遠志一味交媾坎離而遂其既濟之功美哉淵乎

清氣

竹葉心　連翹心　元參心　燈心　黄連　銀花露

清營

犀角　生地　白茅根

開竅

石菖蒲

養血

丹參豬心血炒　大生地　柏子仁

寧神

棗仁　遠志　辰砂　茯神

斂神

五味子

交腎

遠志（鹽水炒）　茯神

生脈（心主脈）

人參　麥冬

復脈

生地　麥冬

温暑閉竅

牛黄丸　至寶丹　紫雪丹　蘇合丸 論症論重擇用一名

純清其營

犀角地黄湯 犀角丹皮 鮮生地赤芍藥 柴胡黄芩

與衛並清

玉女新方 生地熟地 天冬麥冬 知母牛膝 旱蓮萬草 石膏茅根

兼補脾臟

歸脾湯 人参黄芪 甘草冬术 遠志棗仁 茯神桂圓 當歸木香 加煨姜大棗

兼補脾腎

黑歸脾湯 人参冬术 茯神炙草 黄耆木香 當歸熟地 遠志棗仁 龍眼肉 加黑棗煨薑

復脉内之陰

炙甘草湯 人參 甘草 麥冬 阿膠 生地 麻仁 桂枝 加生姜大枣

緩系急

甘草 麥冬 大棗

純甯

酸棗仁湯 即前方歸脾湯是也 又方 枣仁 甘草 知母 茯苓 川芎 生姜

純養兼甯

天王補心丹 生地 元參 丹參 當歸 人參 茯苓 麥冬 五味 天冬 柏仁 遠志 枣仁 桔梗 硃砂 甘草 菖蒲

論小腸

小腸為火府腐熟水穀又能泌別水穀人之飲食入胃全賴

水火以熟之何謂泌別飲食入於胃中一團相混必由闌門而輸於火府以腐熟之然後將水輸于膀胱而為溺將糟粕輸于大腸而為矢分而清之所謂泌別也亦謂之分清小腸與心為表裏心主血者也音屬火而小腸之府故謂之火府經云心遺熱於小腸則癃溺血余於錢乙之導赤散一方心領經旨矣時醫見溲溺不利漫云車前木通而不知車前與木通二味但可以通火府而不能通水府吁嗟非十年之讀内經者難與之談斯道也

通府

木通　車前　燈草　瞿麥　萹蓄　石葦

清火

細生地　甘草稍

逐瘀

琥珀　丹參

泄火閉

更衣丸　蘆薈　辰砂

通幽門

通幽湯　紅花　當歸　甘草　桃仁　生地　熟地　炙升麻　加麻仁、大黃　檳榔　名當歸潤腸湯主治亦同

開火府

導赤散　生地　木通　草梢　竹葉

止血淋

琥珀導赤散　琥珀　木通　木香　鬱金　滑石　萹蓄　當歸

論脾

脾居中州屬己為卑監之土其性喜燥而惡濕能生萬物而育於萬物乃坤靜之德而有乾健之運與陽明胃府同為倉廪之官又為卑臟而為婢為胃運化飲食者也經云胃司納脾司運是也力弱不勝旋轉香砂六君子湯叅入濕勝而逆其喜燥平胃散與五苓散復之母氣虛微附子理中湯真為至寶清陽下陷補中益氣湯確是靈丹此仲景創始於前而東垣繼述於後先聖後賢其揆則一乃理中治中補中調中

並垂之萬世而不磨也乃謂調和之始首推升補之方旋運坤元又萃辛香之品此仲景之苓姜朮桂苓桂朮甘與後賢平胃正氣等散垂之萬世而不磨也天士先生所云脾為柔臟宜用剛藥實一言以蔽之矣至以陰分脾藏血者也血虛生熱即為虛損當從越人上損從陽為治陽者上中也蓋以上中之心脾為陽也仲景調以甘藥而制建中湯建立其中氣俾飲食增而精血旺以致充血生精而復其真元之不足經云脾主（素意）思脾主思夫思慮鬱（經作菀）結而營分萎頹乃以稼穡作甘之本味開後賢歸脾（湯）養營（湯）之法門而垂之萬世不磨也仲景之所以為作醫聖哉乎

升陽

升麻　桔梗　荷葉　防風

補氣

人參　炒冬朮　炙甘艸　茯苓　蓮肉　芡實　南棗　冬米　煨姜

溫中

乾薑　茣萸　華撥

醒氣

木香　梹榔　陽春砂　白蔻仁　醒頭草

健中

神麯　穀芽　麥芽　霞天粬

旋運

厚朴　枳實　益智仁

燥濕

蒼术　草果

滲濕

生白朮（得積則運）　赤茯苓　生杜仲　大腹皮　杜金沙　生薏仁

行肢（脾主四肢）

桑枝　桂枝　片姜黃　威靈仙

養臟

霞天麯　枸杞子　淮山藥　炙甘草　木瓜　桂圓　白芍　（參入酸味即是酸甘化陰亦是肝脾同治）

升補

補中益氣湯 人參 冬术 炙甘艸 炙黄芪 廣皮 歸身 炙升麻 炒柴胡 煨姜 大棗

和調

六君子湯 党參 茯苓 炙草 冬朮 姜夏 陳皮

異功散 人參 茯苓 冬术 炙艸 廣皮

升補帶醒

調中益氣湯 党參 蒼术 炙黄芪 炙甘草 陳皮 木香 炙升麻 炒柴胡 煨姜 大棗

醒補

香砂六君子湯 人參 茯苓 冬术 炙草 香附 縮仁 煨姜 大棗

心脾兼補

歸脾湯　人參　白朮　茯苓　棗仁　黃芪　歸身　遠志　木香　炙草　桂圓　煨姜　大棗

心脾腎兼補

黑歸脾湯　上方加生地　熟地

肝脾同補

歸芍六君子湯　党參　茯苓　冬朮　炙草　廣皮　半夏　當歸　白芍

溫補

理中湯　党參　茯苓　冬朮　炙草

溫養

建中湯　桂枝　白芍　炙甘草　炙黃芪　生薑　大棗

心脾兼理

妙香散　山藥　人參　黃芪　遠志　茯苓　茯神　桔梗　甘草　木香　麝香　辰砂

疏氣

神香散　丁香　白扣仁　或砂仁亦可

運中滲濕

胃苓湯　厚朴　陳皮　茅朮　炙草　猪苓　澤瀉　白朮　茯苓　桂枝

補火生土

附子理中湯　党參　炮姜　炙甘草　焦白朮　淡附子

溫運

真武湯　淡附子　炒白朮　茯苓　白芍　生薑

論胃

胃乃陽明之腑屬戊土與太陰脾臟為表裏而同為倉廪之官也又為水穀之海也其性以下行為順故但有降之之法而無升之之法有濡潤之養而無呆滯之補以治脾之法一陰一陽一升一降判然两途總之胃府無病則順有故則逆也如胃陽虚而為朝食暮吐名曰胃反胃反者失其下行之令也仲景立附子瀉心湯以温通之又立大半夏湯以通補之胃陰虚則不飢不食不大便失其下行之令也仲景立麥門冬湯甘寒以柔養之葉天士先生又從仲景湯中化出甘凉濡潤之品涵養其陰以柔通之胃不和則卧不安不和者失其下行之令也治以温胆湯以二陳和胃劑中參入枳實

竹茹二味之凉苦以降之，溫暑之邪傳入中焦，而為嘔逆，甚則吐食，失其下行之令也。仲景立諸瀉心方，苦以辛合，以開降之。若胃虛肝乘，則參入酸味，於開降法中合苦酸泄熱之法以降之。甚則加入生猪胆汁，直折其肝陽，俾肝火與胃氣同降，以通之。治胃之法雖多端，余則約之以二字，曰通也，降也。

發表

升麻　葛根

和氣

陳皮　半夏

和陰

秫米

降逆

竹茹　枳實　厚樸

鎮逆

代赭石

清火

石膏　知母（二味是實則瀉之）　鮮石斛　釵石斛　天花粉　淡竹葉

養陰

人參（洋參代之）　麥冬　粳米　甘草　半夏　木瓜　白芍　大黑棗　燕窩　參入酸味即是酸甘化陰

辛酸两和肝腎

乾薑　木瓜　烏梅

純和

二陳湯 陳皮 半夏 茯苓 甘草　小半夏湯 生姜 半夏　半夏秫米湯 半夏 秫米

和降

温胆湯 陳皮 半夏 茯苓 甘草 枳实 竹茹 生姜 大枣

清養

白虎湯 知母 石膏 甘草 粳米　竹葉石膏湯 竹葉 石膏 人参 甘草 麦冬 半夏 粳米 生姜

通補

大半夏湯 半夏 人参 白蜜

開降

半夏瀉心湯 半夏 黄連 黄芩 甘艸 人參 乾姜 大枣

生薑瀉心湯 半夏 黄連 黄芩 甘艸 人參 乾姜 大枣 生姜

通降

附子瀉心湯 大黄 黄連 黄芩 泡附子

鎮補

代赭旋覆湯 旋覆花 代赭石 人參 甘艸 半夏 生姜 大枣

論肺

經云肺者相傳之官治節出也治節者宣布一身之氣化如

閣老之調元贊化位居極上故曰相傳為華蓋之臟如蓮花

舒辨屬西方之辛金，開竅於鼻，凡温暑之邪，必由鼻咽而入，先干此臟，而性最嬌柔，又謂之嬌臟，不耐邪侵，些受邪之沾，即能致嗽，宜微辛微苦之品，葉天士先生云，微辛以開之，微苦以降之也。又内主一身之氣化，下徹膀胱水腑，而為水之上源，所以開降肺氣，能通水道也，外主一身之皮毛，而通玄府，玄府者，毛竅也。風寒之邪，必由毛竅而入，亦先干於此臟，所以宣揚肺氣，即能發越毛竅而致汗，汗後而邪隨汗出，疾斯愈矣。總之肺病多嗽，暴嗽宜開宜降，遵内經肺氣以下行為順之義為治也。久嗽臟陰必枯，宜潤宜養，遵内經肺為嬌臟之義為治也。若夫秋天燥金司權，内燥相感而致嗽，尤宜潤之宜

遵俞西昌清燥救肺之治義、嬌柔之臟、僅有養法而無補法
然亦有之、虛則補其母、母者乃中州脾土也、

發表

麻黄　蘇葉　淡豆豉　葱白　生姜

調衛

桂枝

開氣

杏仁　象貝　苦梗　桔梗　鬱金　茯苓皮　滑石　通草

降逆

蘇子　紫菀　粉沙參　馬兜鈴　桑白皮　葶力子　前胡　降香　冬瓜子　枇杷叶

清火

知母　石羔　元參　黃芩　連翹　枇杷露　活水芦根

潤燥

麥門冬　驢皮膠　鷄子清

育陰

北沙參　麥冬　燕窩　粳米

益氣　虛則補其母　補土以生金

潞黨參　土炒黃耆　炙甘草　陳冬术

通鼻　肺開竅於鼻

葦蔥　蒼耳子

純降

葶藶大棗

純養

麥冬湯（麥冬　人參　粳米　半夏　甘草　大棗）

瓊玉膏（大熟地　人參　白茯苓　白蜜）加（琥珀　沉香）即名臞仙瓊玉膏

純補

四君子湯（人參　茯苓　白朮　甘草）

清泄

益元散（漂滑石研　生甘草研）辰砂漂

淡降

威喜丸（茯苓　黃蠟　豬苓泡汁浸）

清咽利咽循喉

甘桔湯甘草桔梗

表而帶清

葦莖湯葦莖米仁桃仁瓜瓣即冬瓜子又方加杏仁滑石

清而兼養

瀉白散桑白皮地骨皮甘草粳米

論大腸

大腸乃燥金之腑而為傳導之官與肺臟為表裏故肺隧有不宣則腸腑遂滯而不得通葉天士先生專用開降肺氣以微辛微苦之品而通腸腑可謂之千手千眼矣想葉氏從内經

肺遺熱於大腸則為腸澼句悟出余又悟得春暮溫邪由鼻吸入先干於肺臟急則遺熱於大腸而成泄緩則傳入於胃腑而煦蒸致胃津腸液枯涸焙成燥糞必用三承氣湯一通腸腑而溫邪始得出也又悟夏令之暑邪暑必兼濕濕即化熱溼熱相摶伏於腸胃之中延至秋金而為下滯下干氣則白干血則赤在血必用潔古之芍藥湯肉桂與大黃並用以溫通之在氣則用東垣之枳實導滯丸以通之若兼禀陽虛之體吸受暑邪濕不化熱蘊為寒濕而滯下則用許叔微之溫脾湯於調胃承氣湯中参入大辛大溫之薑附桂以溫通之然後暑濕之邪得出又有皮毛冒感之風皮毛乃肺之所主由臟及

腑風淫鼓煽於腸中傷其陰絡而後血即内經所謂腸風也必用局方之槐角丸辛凉以通之至於傷寒門中之緩下急下可以反三矣俞西昌曰前門而進後門而出旨哉言乎

通腑

砒硝分氣　大黄分血

清氣

槐米　條芩　苦參　銀花

清血

地榆炭　青州柿餅

鬼箭

罌粟殼　赤石脂

舉陷

升麻

導氣

厚樸　枳實

宣氣

桔梗　訶子　半夏

潤燥

五仁丸　松子仁　柏子仁　桃仁　麻仁　郁李仁

養液

二冬膏 麥冬 天冬

緩攻

小承氣湯 製大黄 厚樸 麩炒枳实

調胃承氣湯 生大黄 炙甘草 芒硝

急攻

大承氣湯 生大黄 厚朴 芒硝 枳实

堵截

桃花湯 赤石脂 乾姜 粳米

疏氣涼血

槐角丸 槐角炭 枳殼炭 當歸 黄芩 地榆 防風 各酒炒

温通血滯

芍藥湯 酒炒白芍 炙甘草 檳榔 木香 姜汁炒川連 酒炒黄芩 歸尾 肉桂 製大黄

溫通氣滯

溫脾湯 肉桂 附子 炙草 干姜 厚朴 枳实 製大黄

又方 人参 附子 干姜 甘草 当归 朴硝 大黄 除归硝亦湯

論腎

腎有兩枚乃為作強之官伎巧出焉其臟屬水水中有火經云兩腎中間一點紅者乃為真陽命火也水中之火謂之龍雷龍潛海底雷伏地中宜蟄藏而不宜顯露火涵水中水作火窟宜均平而不宜偏勝人身血肉之團全賴此水火均平而成不寒不煖一有偏勝水虛則火旺而龍雷不安其位遂有飛騰上越之虞而耳為之苦鳴顛為之苦痛昔賢用腎氣

湯引火歸源導龍入海究竟是兵家之偷營劫寨原屬險道丹溪獨具婆心憫世人之羅於火劫者不啻恒河沙數大開潛陽之法門而製大補陰丸滋陰降火之劑及六味丸中加知柏以治斯疾是真羅刹女之芭蕉寶扇也火虛則水旺而泛濫無防將幾希之光明漸漸過滅無陽則陰無以化而腎洩腫脹歛一洩二之候也油然雲起矣昔賢只有腎氣丸治之厥後張景岳又製右歸歛丸治之無遺義矣又有情慾過熾傷及陰中之陽宜用血肉有情之品以溫煦之如先賢天真大造班龍壽丸是也及觀葉天士先生之案又從大易同氣相求中悟出無窮之妙品以治奇經

誠謂一代之醫賢也

温經

細辛　獨活

清火

淡秋石　人中白　寒水石

瀉火

知母（鹽水炒）　黄柏（鹽水炒）

潛陽

龜甲（炙酥）

鎮逆

磁石 沉香

補虛

熟地 杜仲鹽水炒 潼蒺藜 女貞子 旱蓮草

養臟

海滲

益髓腎主骨髓

猪脊髓 諸獸骨髓

健骨

虎骨

澀精腎藏精

桑螵蛸　龍骨　牡蠣　五味子（名益水炒）　蓮蕊　蓮鬚　金櫻子

益火之原

製附子　安桂心

溫煦陰中之陽

肉蓯蓉　補骨脂　胡桃霜　菟絲子　瑣陽

血肉充養

鹿茸　鹿角膠（走血）　鹿角霜（走氣）　紫河車　坎炁　精羊肉

靜養

人參固本丸（人參　天冬　麥冬　生地　熟地）

二至丸　女貞子　旱蓮艸

溫補

四神丸 補骨脂 吳茱萸 肉菓 五味子 生姜 大棗 煮熟地去姜 以肉作丸

潛養

大補陰丸 知母 黃柏 熟地 龜板 猪脊髓

虎潛丸 虎骨 陈皮 當归 白芍 知母 瑣陽 淮山藥 炙龜板 黃柏 熟地 羯羊肉煮爛 作丸或加生姜

補瀉平方

六味丸 熟地 淮山藥 萸肉 丹皮 茯苓 澤瀉

降火補氣

知柏八味丸 六味丸加知母黃柏即知柏八味丸

平養肝腎

左歸飲 熟地 萸肉 山藥 枸杞 炙甘 茯苓 當歸

左歸丸 龜板 鹿角 山萸 山藥 菟絲子 枸杞子 牛膝 當歸 熟地

貞元散 當歸 炙甘草 熟地

溫補腎命

右歸飲 當歸 甘草 熟地 山藥 山萸肉 枸杞子 肉桂 附子 杜仲

右歸丸 當歸 杞子 山萸 山藥 熟地 杜仲 鹿角膠 補骨脂 肉桂 附子 兔絲子 茯苓

充養

鹿茸

天真丸 精羊肉 肉蓯蓉 當歸 山藥 天冬 黃芪 人參 白朮

大造丸 紫河車 龜版 杜仲 黃柏 牛膝 天冬 人參 麥冬 熟地 夏加五味 女人去龜板加当歸

班龍丸 鹿角霜 鹿角膠 菟絲子 補骨脂 柏子仁 熟地

鎮衝

紫石英

攝任

龜甲

宣帶

歸身 小茴香炒

煦督

鹿角霜

論膀胱三焦

經云膀胱者州都之官津液藏焉氣化則能出矣州都者何土築以防水也俗名謂之壩也氣化者何膀胱為腎之府腎者寒水之臟也經云腎與膀胱為表裏又與膀胱通氣化而腎為北方之癸水陰凝寒冱中間有一點之真陽為命門相火而人之日用者全賴此真陽之大煦蒸食化而生也水火既濟所謂氣化是也總膀胱為壬水而屬陽波流蕩漾而能與之相通所謂通氣通化是也總之必得腎中之真陽蒸動而氣然後化也氣化然後得與膀胱相通所謂與膀胱通焉化焉化則能出也又能中通脾之地焉上通肺之天焉內經所謂三焦是也三焦者人之一身上中下宣氣之隧也焉之

隆者水之道也經云三焦者決瀆之官水道出焉是也決者開通也瀆者水路也余則易以開通水路四字人人豁然貫通矣故宣上焦肺之氣俾清肅下行開通水路也運中焦脾之氣使土溼得滲開通水路也化下焦膀胱之氣令氣化能出開通水路也余讀仲景傷寒論至大腸篇於五苓中之苓朮桂得其經旨矣苓之色白入肺者也朮之苦燥達脾者也桂之辛溫化氣者也誠其決瀆之妙莫不應之謬也又讀河間宣明論見桂苓甘露飲中所用之三石不覺拍案而驚奇矣滑石味淡入肺者上焦藥也石膏甘寒走胃者中焦藥也水石鹹寒達腎者下焦藥也而於大寒劑中叅入大辛大溫

之肉桂一味而化辛寒之妙悟也非其補天之手段者則不能也觀此開三焦雖是河間擅長亦不過畢由仲景之舊章而依樣葫蘆然作聖者終推仲景之始焉

發表

羗活　獨活

開府

猪苓　赤苓

化氣

官桂

開經氣

乾薑 五味子

化瘀

桂枝 桃仁

純開

五苓散 猪苓 茯苓 澤瀉 白朮 官桂

三焦兼開

桂苓甘露飲 猪苓 茯苓 澤瀉 白朮 滑石 石羔 肉桂 寒水石

通關

滋腎丸 知母 黄柏 肉桂

通瘀

桃仁承氣湯 桃仁 大黃 芒硝 甘草 桂枝

抵當丸 水蛭 虻虫 桃仁 大黃

代抵當丸 大黃 生地 歸尾 桃仁 甲片 肉桂 元明粉 蜜丸

光緒弍拾壹年歲在乙未年荷夏閏五月張慶龍抄吉立

七、臨證各科

（二）外科

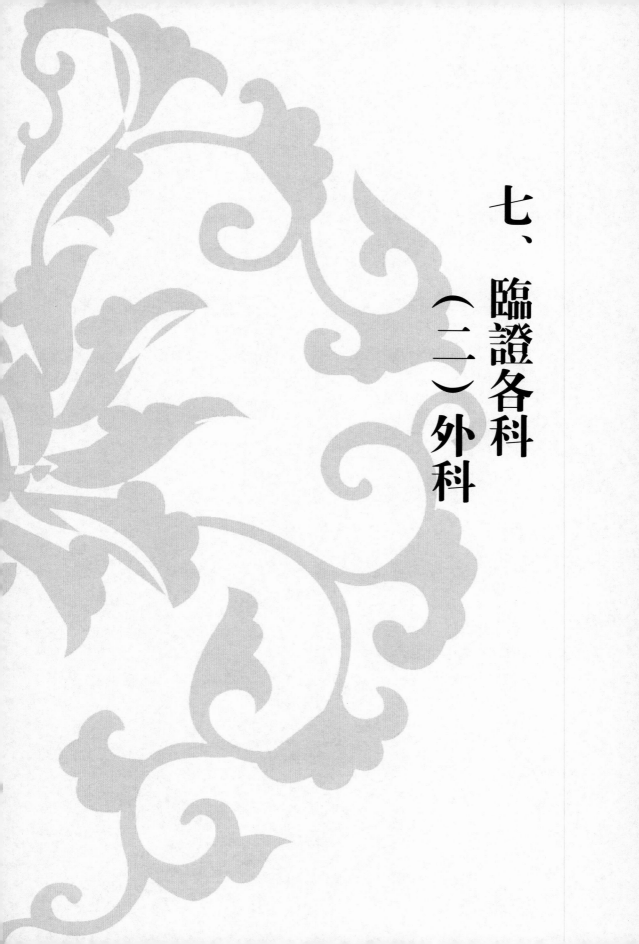

聽鴻集案不分卷

〔清〕余景和輯

清抄本

聽鴻集案不分卷

本書爲中醫外科著作。又名《外證醫案彙編》《外科臨證指南醫案》《外科醫案彙編》。余景和（一八四七—一九〇七），字聽鴻，号少愚，自號萍踪散人，清代陽羡（今江蘇宜興）人，學驗俱豐。本書於清光緒二十年（一八九四）刊印。全書輯清代名醫陳學山、薛生白、繆宜亭、徐靈胎、葉天士等人的外科醫案共七百餘例，間附余氏治驗案例，分爲四卷，計十三部、七十三門，并爲各證撰論五十五條。全書按患病部位整理醫案，層次清晰，條理井然，着重論述外證的病機變化和内治方法。

聽鴻集案 元

瘍科論

徐大椿

瘍科之法全在外治其手法必有傳授凡辨形察色以知吉凶及先後施治皆有成法必讀書臨證二者皆到然後無誤其升降圍點去腐生肌呼膿止血膏塗洗熨等方皆必純正和平屢試屢驗者乃能應手而愈至於內服之方護心托毒化膿長肉亦有真傳非尋常經方所能奏效也惟煎方則必視其人之強弱陰陽而爲加減此則必通於內科之理全在學問根柢然又與內科不同蓋煎方之道相同而其藥則有某毒主某藥某症主某方非此不效亦另有傳授焉故外科總以傳授爲主徒恃學問宏博無益也有傳授則較之內科爲尤易惟

外科而兼内科之症或其人本有宿疾或患外症之時復感他氣或因外症重極内傷臟腑則不得不兼内科之法治之此必平日講於内科之道而通其理然後能兩全而無失若不能治其内症則并外症亦不可救此則全在學問深博矣若為外科者不能兼則當另請名理内科為之定方而為外科者參議於其間使其藥與外症無害而後斟酌施治則庶幾兩有所益若其所現内症本因外症而生如痛極而昏暈膿欲成而生寒熱毒内陷而生脹滿此則内症皆由外症而生只治其外症而内症已愈此又不必商之内科也但其道甚微其方甚密亦非淺學所能知也故外科之道淺言之惟記煎方數首合膏藥圍藥幾料已可以自名一家若深言之

列經脈臟腑氣血骨脉之理及奇病怪疾千態萬狀無不具識之方亦無病不全之珍奇貴重難得之藥亦無所不備雖遇極奇極險之症亦了然無疑此列較之內科爲更難故外科之等級高下懸殊而人之能識之高下者亦不易也

首部

腦疽

常肌俞　腦疽督脈所主現象堅硬而不紅活恐流毒於下延至

棘年壯宜溫理托毒以參消息

鹿角霜　角針　川芎　土貝　地丁草　生黃耆

首部　腦疽門

銀花　赤芍　甘草節

太倉朱　腦疽根堅平塌，藥餌化毒益提

生首烏　紫草茸　羌活　澤瀉　生黃蓍　白茄蒂

鮮笋尖　川芎　陳皮　用笋尖、茄蒂提托，亂似草所解　茄蒂、生首烏治對口，見王儀未折肱漫錄

瀏河施　平素憂鬱，陰分久虧，腦疽陰發，脈細不揚，瘡屬陽陷

陰微，加以年高胃弱，形歇，須散須延兩旬

製附子　嫩黃蓍　生首烏　甘草　遠志炭

炙殭蠶　石決明　鮮笋尖

覆方　根盤收緊縮，膿腐未除，四圍紅暈，仍恐毒邪漫陷未

許竟入坦途也

生黃芪 黨參 枸杞子 陳皮 甘草 鹿茸

炙黃芪 於朮 鹿角針 荷梗

再覆方 毒去新生 納穀稍健 生機自廣矣

人參 金石斛 鹿茸 水炙黃芪 雲苓

製首烏 枸杞子 甘草

葛墩趙 腦疽五六日 高腫膿淺 甚屬佳兆 肥人多濕々

身痰濕而氣虛 故膿色白滯不榮 皆由氣衰 最防毒陷

姑擬提托 冀其膿稠納增 便爲轉機矣

首部 腦疽門

半夏麴　甘草節　遠志炭　生黃芪　殭蠶

生首烏　川貝母　皂角針　雲苓　笋尖

周莊錢　腦疽平塌色瘀，高年氣血兩虧，以致不能衝突高腫，蘊毒深陷，難以化腐成膿，姑擬托化以冀轉敗為功

生黃芪　生首烏　遠志炭　甘草　紅花

川貝母　白蔻青　皂角針　桔梗　笋尖

霞方　大勢已鬆，膿頭起發，腐脫，脈大有力，大有轉機，似以提托治之

炙首烏　遠志　甘草　黨參　皂角針

生黃芪　茯苓　砂仁

再覆方　寢食俱安，脈象和協，新肌滋生，痊可待矣。案語簡明，惜墨如金。

用藥穩切，寫秋得筆。

水炙黃芪　製首烏　茯苓　穀芽　水炙甘草

川石斛　黨參　建蓮

青浦孫　腦疽，寒熱胸悶，寫症又兼表邪。痛引頭腮，項紅活高腫，症屬順候，與寬胸化毒治之。

半夏麯　陳皮　藿梗　厚朴　銀花　白蔻殼

枳殼　桔梗　荷葉

首部　腦疽門　對口

廬墟李　腦疽偏發並膀胱溼熱上蒸所喜掀腫作痛皮
色紅活可期易潰易斂擬卤清解之劑
羌活　陳皮　土貝　遠志炭　生甘草　防風
桔梗　白蒺藜　荷梗　筍尖
接服方　老年重症天氣酷暑客旅起居不便歸家
調攝自易向安故擬接服方
生黃芪　土貝　皂角針　白蔻殼　六一散
忍冬花　厚朴　半夏麴　製殭蠶　扁豆叶
太倉陳　腦疽愈後頸項忽起紅暈並發水泡此係毒

未兵洩法撤清涼解毒治之

烏犀尖　西洋參　生甘草　遠志炭　牡丹皮

天花粉　川石斛　鮮銀花　鮮荷梗

某　頸項疼痛腐爛高突四圍皆叢細瘰係積熱上乘

太陽溫熱陽明溫疫互結化火特撤清化上逆積熱　方訣

某　頸巔熱積瘀赤絕泄邪此身熱皆成膿之象辛涼宜

理氣血何念

連翹　犀角　銀花　丹皮　元參　甘草

杏菊叶

以上二案俱首項之症皆溫熱風上乘亂腦疽對口也附於首部以便閱者

首部　腦疽門

對口

光福金　濕熱上壅，業為對口，幸至紅腫高突，督脈所司，猶為易治。藥劑調和，責惟余任；趙君調養，總要自司。邪毒不致下陷。

羌活　陳皮　殭蠶　石決明　銀花　防風

遠志　笋尖　甘草節

黎里毛　偏對口，較於正者猶重，是足太陽膀胱所主，毒易下注，最難。趙業所喜紅活高腫，可免內陷之虞，然調攝趙君尤宜自慎。

生黃芪　皂角針　甘草　羌活　遠志炭
桔梗　殭蠶　防風

唐栖江　正對口雖較偏易治，但平塌不高，根盤散漫，經所謂督脈經虛，從項發之，此謂也。惟擬托化。

人參　毛鹿角　生黃芪　金銀花　角針
川芎　甘草節　鮮筍尖

腦疽對口發於正者，反易治，何也？因督脈起於下，貫脊行於上，故毒氣得之，反能衝突高腫，使邪毒不致下流低陷。乃偏外發，故反易治。督脈主一身之陽，陽主通，故易化易

首部　對口

潰生於偏正訝難治何也因膀胱之脈起於巔頂
兩傍順流由項後而下與瘡毒交合下流故瘡多平塌易陷
因太陽膀胱主司寒水重質多冷多沉寒主凝塞故瘡
難起難發難化難潰

天疽銳毒

青甫吳　天疽生於左耳後是七情所發最忌毒不外達多
成內陷急投內托以冀紅活高腫爲順

製附子　陳皮　皂角針　薑半夏　甘草
遠志炭　殭蠶　白蔻殼

長安周　右耳成銳毒形堅硬而頭伏並內發之症頗能輕淺

倘懷抱悒鬱雖有參芪亦奚以為

鹿角片　潞黨　黃芪　甘草節　遠志炭

炮薑炭　陳皮　紅花　半夏麯　角針

筍尖

覆方　疽頭得起肉腫已化寒凝亦解大有鬆機所嫌

根盤散漫不收此元氣先虧未能載毒而出何宜溫托

助陽漸臻佳境

鹿角尖　枸杞子　川貝母　甘草節　陳皮

首部　天疽　銳毒

遠志炭　半夏麯　鹿角針　笋尖

天庭生於左耳際一寸三分高骨處天者天安之象不得盡天年屬肝鋭毒生於右耳際一寸三分高骨處鋭者鋒利之器也屬肺此二者頸多堅硬未潰先黑未膿先腐臭穢易生之氣易敗此二者皆七情久鬱膏粱厚味釀熱而成雖屬肝肺部位在太陽寒水之經並脈從頸下項行身之背絡於足外踝經脈下注最易內陷在高骨皮薄肉少之隙之間而近腦髓氣多血少氣拙識懷毒不得洩鬱久內潰並爍腦髓故內經曰天庭癰大赤黑不急治則氣下入淵腋

循少陽之脈下胸脇前偏任脈內連肝肺連肝肺十餘日死矣於瘍科臨症有決急治法尚可十痊五六倘狐疑不決挨挨延時日而殁者多矣

骨槽風

腮張 耳後顋項痛引頸骨是骨槽風也飲食難進寒熱時作但此症初則堅硬難潰久則瘡口難合宜先用艾灸法斷總以清陽散火湯治之

牛蒡子　防風　升麻　黄芩　連翹　荊芥

刺蒺藜　白芷　當歸　石膏　甘草

首部　天庭　鋭毒　骨槽風

江陰董　頭頸堅腫寒熱作痛牙關拘急此係風邪深入骨髓所致宜為疏解化疫為治

煨葛根　前胡　青皮　杏仁　殭蠶　牛蒡子

桔梗　甘草　薄荷　茅根

蘆墟孟　骨槽風不歛多骨踈露證已經年愈非旦夕

刺蒺藜　川貝母　川石斛　穭豆皮　夏枯草

生牡蠣　地骨皮　天花粉　鮮蘆根

又丸方

沙蒺藜　黨參　川貝母　女貞子　旱蓮草

生牡蠣　白芍　申薑汁泛丸申薑即骨碎補一名鮮毛薑洗刷去皮揀白嫩者搗汁生牡蠣當水充用

金澤姚　穿腿發破久潰膿成骨證屬肝胃二火所結擬歸厥陰益法陽明治之

北沙參　丹皮　黑山梔　花粉　甘草　旱蓮草　元參　川石斛　知母　申薑

嘉定吳　顴頰抽掣痛引頸項此骨槽風之始也且擬祛風化痰合乎內消為妙

牛蒡子　防風　前胡　青皮　桔梗　荊芥

骨部　骨槽風

殭蠶　茅柴根

北折頸　耳前顋頤堅腫痛徹筋骨此手少陽足陽明

風火併結貽成骨槽風也擬搜風清火法　方缺

唯亭王　顴頤時作抽掣脉數而弦此屬肝風之擾宜治以

柔肝佐以祛風為治

洋青鉛　熟地炭　鉤藤　懷牛膝　刺蒺藜

石决明　池菊

盛澤葉　骨槽風久腐孔深穢不收絕以致腮穿齒落

是為瘍家逆款勉以刀圭亦不過稍盡人事耳

川石斛　白芍　川貝　花粉　桑皮　知母

茜草根　料豆　銀花

青浦毛　左頰漫腫堅硬，幾經兩月，漸知隱痛，此係濕與肝膽之火互於搏結而成骨槽風之所由發也，治以清肝化痰法

青代　川貝母　蘇子　天竺黃　甘草節

桔梗　遠志炭　殭蠶　枳椇子

瀏河汪　腮頰木腫隱痛，以致牙關不利，此肝胃之火上循牙齦為瘍，是為骨槽風也

首部　骨槽風

北沙參　川貝　川石斛　生牡蠣　蘆根
枇杷葉　桔梗　骨碎補
覆方　業合痛楚仍從前法
北沙參　川石斛　骨碎補　生牡蠣　料豆
苦桔梗　枇杷叶　旱蓮草　蘆根
丹徒邸　骨槽風延久流膿不絕豈清涼散火所能療治
老膿成骨宜補托兼施
黨參　茯苓　甘草　知母　元參　川貝
桔梗　生薏仁

常熟蕭　胃痛痼經年由五志鬱結而成春夏之交每每出血恬淡忘心自可延年如計何功必須仙丹

北沙參　黨參　茯神　貝母　桔梗　海浮石　遠志　牡蠣　紫菀

嘉禾楊　骨槽風腫破日久不能吞嚥腐肉已穢膿宜用中和湯治之

黨參　白芷　藿香　白朮　麥冬　甘草　黃芪　桔梗　桂心　白芍　川芎　當歸

南翔陳　骨槽風過投寒涼以致肌肉堅硬腫脹攻

首部　骨槽風

膚不仁古人云以理中湯佐附子不獨回陽非殭蠶
不能搜風即此謂也若法治之或可中的
人參　甘草　製附子　於朮　乾薑　川貝
殭蠶　蒺藜　艾葉

田溪戈
款冬東穴堅硬不痛此係少陰不足陽明有餘久
延難治骨槽風之漸也
沙蒺藜　天竺黃　川石斛　桑椹子
旱蓮草　女貞子　杜苑子　絲瓜絡

某姓
週歲未得穀味精華溫邪吸入上焦先後受

頭面頤頷浮腫邪與氣血混處當刀針破傷經絡溫邪内閉熱壅蔓延三焦昏厥瘛瘲舌刺卷縮小溲點滴渾濁熱氣痼結在裏但膏連桃卷藥性直降竟由胃達腸而熱氣如煙如霧踞於形質可蕩可掃故千黄蘆自牛膝屢從氣血而成混處氣血之邪藉此破壞蘊結甚得效之因由也夫溫熱時厲之行氣分而漸及血分猶如傷寒六經順傳經絡者大抵熱氣鴟張必薰蒸經絡内竅故昏躁譫裏竅之竅閉欲宣内閉淤瀉芳香氣血久蒔必致瘍毒内攻謹陳大意聊參

首部　首檔風

末儀先用
紫雪丹三分微溫開水調服
夫骨槽風一症有表有裏有虛有實外感六淫內傷
七情膏粱厚味肝胆火鬱俱能成之初生之時耳前及
腮頰筋骨隱隱痠痛牙關拘急漫腫色紅或紅腫焮熱皆
少陽風邪深入陽明挾痰壅塞水虧木旺肝胆火鬱而成
從表邪外發者尤爲易治祛風化熱消腫化痰可愈如
七情鬱內發者始則堅硬難潰潰則瘡口難合多骨漏
管易生元氣易敗臭穢膿水淋漓治不得法不救者多

矣細思之故少陽少血多氣脈絡出虛為肝之外府內經
云風氣通於肝膽附於肝葉之內於手少陽合為於火之脈
皆行過頤頰之間由頤下頰易招風邪入內內經云中於頰
則下少陽是也陽明常多氣多血陽明者胃氣盛大上下
乎齦唇手足陽明膏粱厚味積熱於中壅塞血脈不得
流行風火互結脈熱肉敗則膿成矣二經之脈從頭走足
經脈下注從陽入陰或寒涼太過凝結難以速潰久則懸穿
齒落莫可挽回內經曰癰腫筋攣骨痛此病安生曰此寒
氣之腫八風之變也曰治之奈何曰此四時之病以其勝治之愈

首部　骨槽風

也此欵語治法皆在其中矣況風之爲物遇隙即入遇物則侵其感遇火助之流金爍石遇寒助之裂地凌冰所集禁中初起有清陽散火法疎解化疫法堅硬有隔姜艾灸法舒厥陰清陽明法祛風化疫內消法搜風清火法有陽虛上擾滋水熄風法久延流膿補托並施法久延不潰和中托裏法過服寒涼凝結之間陽搜風法內閉壅勞氣閉閉疎絡法方雖十七治法皆備所謂以其勝治愈也雖治法皆宗金鑑然不粘於瘍科臨證不膠心如夜光之壁筆如分水之犀豈能心隨意到余之手敢爲瘍科者知其難耳

禿瘡

上海近髮者血之餘血不上朝以致髮落此謂禿髮瘡證宜服補益之劑方有裨益耳

熟地 黨參 麥冬 白芍 潼沙苑 女貞子

黃芪 玉竹 歸頭 穭豆 刺蒺藜

又膏方

細生地一兩 全當歸一兩 旱蓮草五錢 躑躅花一兩 麻油十兩

將前藥入油內熬至枯黑色去渣加黃蠟一兩二錢溶化收器內用指蘸擦之

首部 禿瘡

又洗藥方

千脚泥二兩　白頭翁一兩　皂莢五枚　黄連二錢　懸龍尾一兩　胡荽子五錢

青毛松一兩　銹釘七枚　用陰陽水並熱沸布蘸藥水揩之

躑躅毛即鬧楊毛　千脚泥即雞底泥　懸龍尾即樑上塵

湖州章　頭皮搔癢津水淋漓破結膿痂此禿髮瘡也宜搜風涼血治之

川芎　桔梗　防風　山梔　天麻　荊芥

黄芩　池菊　連翹　甘草

木瀆李　因剃髮而成瘡此係腠理不密外風襲人

漸漸毛髮脫落血不朝宗理氣補散逆進庶頭童者而
為黎首矣

熟首烏　白芍　黨參　歸身　佩蘭葉
白蒺藜　黃芩　荊芥　甘草　鉤藤根

橫川施　不甚痛癢漸次髮落未老先童山豈僅血虧
亦屬風燥宜養血祛風

羌活　兔絲子　歸身　乾桑椹　枸杞子
川芎　宣木瓜　熟地　明天麻　白芍

禿髮瘡一症皆謂胃經積熱生風或謂肝經鬱熱生風

首部　禿瘡

武謂血熱生風所以清熱去風殺虫之劑治之實係肝
腎不足三陽經皆係陽氣所居何也腎者精之處其華
在髮女子七歲腎氣盛四七筋骨堅髮長極六七三陽脈
衰髮始白丈夫八歲腎氣實髮長五八腎氣衰髮墮六
八陽氣竭於上其髮頒白足少陽脈起目銳眥上額角足陽
明脈起於鼻之交頞中循髮際至額顱足太陽脈上額交
巔其支從巔入絡腦還出別下項足厥陰肝脈與督脈會於巔
督脈起少腹下過陰器及從脊上衝巔頂內經曰腎氣盛則髮
長腎氣衰則髮墮陽氣竭則髮白故前瘡髮落治在腎與

三陽也陽氣虛不能衛外腠理不密外風湊襲此爲表症涼血祛風一法也血不上朝氣血不得通流枯朽亦可生虫大補肝腎外以躑躅花油加潤燥涼血殺虫內外並治一法也血虛風襲補散並施亦一法也未老頭童養血祛風一法也四方之中填補肝腎俱夾升陽散風之品養血分而通陽氣不致鬱閉經列方豈能如此名人手澤使後學懸

首部　禿瘡

項部

猛疽

濮院徐　含下猛疽由外感風熱因傷酒濕熱必釀膿但此半月之鋒已銳前得小膿便不易治

枳椇子　杏仁　川貝　桔梗　牛蒡子　煨葛根　青皮　甘草　殭蠶　茅根

猛疽俗名結喉毒生於項前結喉之上呼吸之要道皆屬憂鬱化熱或肝肺積熱膏粱炙煿壅熱而成其勢不拘大小先以散腫軟堅解肌化熱冀其速散速潰膿洩

可保，或喉用寒涼，或膿成不鍼，或腫硬太甚，膿不得洩，咽喉閉塞，呼吸不通，湯飲不入，半日死矣。內經曰：發於嗌中，名曰猛疽，猛疽不治，化為膿，膿不寫，塞咽，半日死；已化為膿者，寫則合豕膏，冷食，三日已。內經取名猛疽者，因其來勢太猛，倘猶不可遏，命立而傾也，豈可不慎歟。輯存一方，聊備治法。

夾喉癰

青浦薛　挾喉毒漫腫，色定根盤，紅暈，胸悶不渴，似走散之意，急於疏解化毒，以圖轉重為輕。

柴胡　前胡　煨葛　甘草　防風　桔梗

殭蚕　枳殼　茅根

覆方　踈紓後雖潰破胸悶依然此因陷之極也急宜寬

胸以宣唯音

蘇子　瓜蔞子　桔梗　廣皮　天竺黃　杏仁

白蔻殼　荷叶

再覆診　腐雖未脫新肌已露四圍紅暈略減脈不數

無寒熱口渴已見坎地一路調養得宜可望全愈

黨參　川石斛　橘紅　陳小粉　黃耆　棗仁

項部　夾喉癰

杜壽茅　壯[illegible]

猛疽俗名結喉毒，夾喉癰俗名捧喉毒，又名鎖喉毒，治法相仿，無甚大異，何也？猛疽在任脈之位，任脈起中極之下，從腹一直上衝咽喉，上頤入目，其脈夾肝肺之積熱上升，來勢猛烈，恐其阻塞呼吸飲食之險，較偏者易起易潰。捧喉毒生於喉之兩傍，在手三陽、足少陽陽明之位，又並足厥陰蹻脈過其間。手太陽脈從缺盆循頸上頰，其病有頰腫頷腫。手陽明脈過缺盆上頸貫頰，其病有頸腫。手少陽脈出缺盆上項，從耳以屈下頰，其病頰腫嗌腫。足陽明脈循喉嚨嚨入缺盆而痛有頸腫足厥陰脉循喉嚨之後上入頏顙陰蹻脉由足上缺盆上出人迎之前喉頭傍夾動脉入頄與陽蹻而上氣并於逕足少陽之脉下耳後循頸而加頰車下頸合缺盆而痛有頷腫夾喉癰足厥陰足陽明風熱毒熱上攻而成因經過之脉太多氣血流散不聚無堅硬漫腫色紅易於平塌或成風熱在表者易消於膏粱厚味積熱於胃或憂思鬱怒厥陰肝血鬱少陽膽熱上升在裏者難治即與失營馬刀瘰癧石疽等於似於誤服寒涼平塌因陷誤服補熱毒火壅塞喉閉不通變成危症於寒涼凝結堅硬難潰潰則難合膿水

項部 夾喉癰

淋漓延成癆怯皆醫之過也今輯留一案以柴胡疏通少陽葛根疏通陽明加樸風解表一法也清涼解毒散陷輕劑化疫和胃一法也清涼毒兵氣血並調清熱化疫和胃軟堅一法也所方雖三法法極審勿以方雖平淡忽之不細考因經臨熟悉列此三方豈易亂

青浦孫 風疫毒

疫毒勢歡作膿胸煩口渴須防驚厥之變又值酷暑相侵纖小之軀扶持不易姑擬末藥

真珠 牛黃 天竺黄 川貝 辰砂 為細末鉤藤湯下

德清龐　風疫毒

薑汁製天南星　竹瀝炒陳半夏

天竺黃　桔梗　防風　荊芥　白蒺藜　荷葉蒂

無錫吳　風疫發於少陽兼以和解

柴胡　鉤籐　防風　歸身　半夏　陳皮　杏仁

殭蠶　白芥子

劉女　年十六天癸不至頭項癭疫入夏寒熱咳

嗽乃先天禀薄生氣不來夏令發洩病傷陽氣

不肯收藏病屬勞怯不治

項部　風疫毒

戊己湯去白朮

龐氏 頸項結核腹脹足腫肝木犯中痰氣滯

牡蠣二兩 澤瀉一兩五錢 夏枯草三兩 半夏二兩炒 厚朴一兩五錢

橘紅一兩 神曲二兩五錢 茯苓二兩 生香附一兩 水磨汁泛丸

氣鬱痰核

夏枯草 生香附 丹皮 山梔 連翹 赤芍

鬱金 橘紅

王 十四 脈左數右長頸項結瘿時衄

生地 丹皮 犀角 鮮夏枯草 鉤藤 山梔炒 貢菊

因嗔怒失血以來致頸項左右筋攣痛連背部此皆傷血氣血經脈流行失司已經百日不痊竟有流注潰膿之候之憂治在太陽少陽

生香附　夏枯草　薄荷梗　鉤藤　丹皮　黑山梔

鮮橘叶　荷蒂

頸項瘰核不外乎風邪入絡憂鬱氣結氣血失於流通然瘰核絡俱在陽明少陽部位故輯存治表三方治裏四方質之高明參酌

痄腮

項部　痄腮

蘇州查　風痰交滯結於兩頤發爲痄顋腫痛幾及匝月矣勢必潰用加減牛蒡子桔梗湯以得膿爲效

葛根　殭蠶　桔梗　赤芍　牛蒡子　前胡　甘草　橘皮　茅根

附　額上脹鼻息不通牙關頰車開闔不利頤腫此乃足陽明交會之地據述喉腫之後越宜從陽明治而開合不利甚挾風使然

葛根　犀角　生地　丹皮　杏仁　桔梗　連翹　山梔

痄腮一名髭發一名含腮毒在二陽明之界手太陽亦過于間屬足陽明胃經積熱所致或風熱所乘與時毒風瘟骨槽風等症同類異名也若焮腫連耳下者屬足少陽經若連頤及耳後者屬足少陰經論症諒人之氣血虛實病之新久宜散宜補宜涼宜熱斟酌治之立齋曰此症而有不治者多泥風熱執用寒涼之劑耳 採取二方亦備一格與項症中合而參之

燕窩瘡

句容莫

燕窩瘡色紅熱痒微痛搔破則黃水浸淫成

項部 失榮

片由脾胃濕熱而成宜芩連平胃湯主之

茅朮炭 黃芩 生甘草 橘皮 川黃連 姜汁厚朴

此即外科金鑑成方也紅熱痒芩連苦寒化濕熱又苦能
燥殺蟲合平胃朴朮苦以燥濕橘皮健脾甘草調中並
解毒而和藥性恐苦寒傷胃脾健濕去熱退痒止濕無
流水收矣以素合之不必加減見是病即用是方可見古
用成方之妙

失榮證

元墓董 失榮已潰愈潮愈堅不時滲流血水脈形濇

現虛象是謂敗症但不可棄而不治古人立和營散堅丸最爲恰妥舍此别無他法矣

人參 熟地 當歸 桔梗 升麻 茯苓 白芍

陳皮 昆布 紅花 白术 川芎 川貝 海粉

甘草 香附 爲末 夏枯草膏泛丸

太倉陳 頸項瘰核推之不動按之如石失榮已成

石決明 新會皮 滑石 甘草 連翹 川貝

江陰顧 症係失榮由肝氣鬱結而成消之不易全愈

調養爲妥

項部 失榮

甜葶藶　瓜蔞　川貝　杜蘇子　澄香　橘叶

膏方　澄似稚鬆何以散堅開壽

青橘叶　通草　薏仁　素　蘇子　川石斛　鉤藤

川貝　月石

又丸方

毛沉香　白芍　茯苓　甜葶藶　川貝　天竺黄

海浮石　杜橘红　夏枯草湯泛丸

失榮一症其名不可思議大約與馬刀俠瘻類同名異

也失榮皆屬少陽憂思鬱怒者身外感風邪者廿

内損症也失榮者嘗貴後賤嘗富後貧憂後順先後逆之境失其尊榮鬱結而成也其故名失榮也前見是否此家教正因經曰嘗貴後賤雖不中邪病從内生名曰脫營嘗貴時尊榮賤時屈辱心懷眷慕志結憂惶病從内生血脈虛減名曰脫榮嘗富後貧名曰失精五氣留連病有所并富甘而從欲貧奪貲財内結憂煎外悲過損然則從想慕神隨往計營衛之道閉以遲留氣血不行積并為病因經雖概而言之人憂先順後逆之境經曰思則氣結憂愁者氣閉而不行失榮等症成矣方

項部　失榮

書所謂鬱則達之，如木鬱則達之也。達者通暢流利之義，不獨木也，諸鬱皆欲達也。至趣之治，不在藏腑，不變形軀，正氣尚旺，氣鬱則理之，血鬱則行之，腫則散之，堅則消之。久則身體日減，氣虛無精，顧正消堅散腫，至病日深，外耗於衛，內奪於營，滯水淋瀝，堅硬不化，温通氣血，補撤（托）軟堅。此三者皆鬱則達之之義也。不但失榮一症，凡鬱症治法俱在其中矣。然治不顧本，犯經禁病禁，氣血愈損，必為敗症。故輯五方，質之瘍科，諸究心焉。

馬刀癧

吴江徐　處瘦入筋經項側脹硬形長如蛤名曰馬刀證由不足而發除根非易若與煎劑兼丸漸漸消磨

半夏　昆布　甘草　元參　川貝　夏枯草

左牡蠣　忍冬藤　白芥子

蘇州盛　咳嗽泄遺頸項結核證屬馬刀最忌腐爛潰診得脉寸關濡軟尺脉如絲乃為陰虛可證精枯槁髓陰化癆治之

生地　茯苓　麥冬　牡蠣　米仁　川貝　北沙參

項部　馬刀

白芍 夏枯草

震澤倪 鼻淵已久近加項下結核如李堅硬此陰虛體質又感風熱所致

牛蒡子 杏仁 荊芥 鈎藤 黨參 桑叶 川貝 夏枯草

瘰癧

太倉李氏 頸項結核腫成瘰癧此症每因肝氣不和須情懷寬暢庶幾刀圭有益

鱉甲 夏枯草 石斛 青代 海浮石 川貝

天竺黄　料豆　荷梗

高郵繆　項頸結核沿痲咽腸之間纍纍相連沒此起彼歛而浸潰此乃肾陰虧損肝陽易動致母脾土飲食漸少宜調養性情抑肝扶土慢期奏效若專於消尅必致虛怯矣

党參　川貝　牡蠣　穀芽　川藻　蔡　橘白

料豆　石斛　黄耆

嘉興譚　瘰破經久不歛氣血虧弱可知理應益補但胸間又見結腫者瘦滋蔓延久難圖當益補化

項部瘰癧

疫益治，庶潰者歛而腫者消矣。

半夏 橘白 石斛 甘草 竹茹 參鬚
麦冬 党參 枇杷叶
蠡野朱 燕窩 癧耳与九方
京山棱 桔梗 連翹 薑汁製南星 天竹黃
海浮石 澄之 白礬

用竹瀝水泛丸，八角茶湯送下。

唯亭王氏 癧串破久不愈，經已五月，潮熱，脈數，此屬血海空虛。丹溪謂癧瘰屬膽有相火，而且氣每鬱少婦人見此尤甚，若月事以時下，寒熱不作，方保無虞。若交潮熱，乃危矣。今擬涼養厥陰以冀熱退，經至爲愈。

雞血炒丹參　茺蔚子　銀柴胡　白歸身

酒炒白芍藥　地骨皮　金石斛　天竹黃

川貝　紫菀

青浦　周　癧在耳後，屬少陽所司，開鬱化痰爲治

羚羊角　元參　牡蠣　薄荷　海藻　夏枯草

蛤殼　川貝　連翹

項部　瘰癧

常熟俞　先後天交虧以致表寒骨熱頭項串癧防成虛勞

地骨皮　海螺　鱉甲　米仁　石斛　天竹黃

海粉　茯苓　川貝　元參　北沙參

南京葉　血證時止時來嗆咳忽緩忽甚癧爲瘍難得愈所謂用藥無效一不治也

北沙參　紫菀　石斛　茯苓　鮮藕　清阿膠

川貝　麥冬　牡蠣　茅針花　瓜蔞皮

張莘陸　外瘍雖皆由本不足頭項結腫近加膝脛瘦

然正合肥人多痰之論痰甚而氣必虛風邪易湊搏於肺經肝主筋故令筋縮而腫初如豆粒漸如梅若連續不已成為串癧藥雖旦夕服效概治肝化痰以消息之

青橘叶　牡蠣　秦艽　茺蔚子　刺蒺藜

天竹黃　川貝　丹參

癧有三曰痰癧曰瘰癧曰筋癧筋癧為肝木不靜此名筋癧

接服方　鈎藤　橘皮　八角茶　橘叶　川貝　桑椹子

項部瘰癧

秦艽 續斷

盛澤吳 頸間瘰癧久嗽不已怯症漸成
地骨皮 川貝 牡蠣 元參 杜蘇子 北沙參
杏仁 紫菀

蘇州李氏 素患瘰癧有潰有不潰總屬虛症
今見寒熱食減經信久睽足三陰並虧耐養方
得延年
生地 元參 地骨皮 夏枯草 嫩鉤藤
土貝 丹皮 石決明 茅柴根

歸一以血爲主豈三陰者太陰統血厥陰藏血少陰藏精三陰精血不足血脉乾澀經水不通氣鬱不行瘰癧成矣

江寧彭 瘰癧有風熱痰三毒之異與結核寒熱有殊其症多生於頸項胸腋之間形名雖異總不外恚怒鬱熱所致遇怒脹甚名曰氣癧宜息氣調理令是增寒壯熱咽項強痛結腫不消宜散腫潰堅湯加減主之

京山棱 昆布 當歸 川芎 連喬 軟柴胡

項部瘰癧

°海藻 °甘草 黄芩 花粉 左牡蠣

此方用海藻甘草之反，古人立方每多有之。甘遂甘草取其反者，可攻堅蟠踞之堅痰；甘草海藻取其反者，攻其滯外之堅痰也。如人參五靈取其相反，互正虛血滯，五靈遇人參，其攻瘀之力更速，瘀去正無恐正氣不損，故藉人參之力續之。古人用藥如用兵，此激將法也，激其怒而烈性起，萬軍堅壘之中，搗其窟穴，斬旂梟帥，立建奇功，何懼堅硬不消也。

此東垣散腫潰堅古方加減

德清袁　耳下子母瘰癧串至缺盆，推之能動，按之有根

厥手足少陽之經所發病在陰分又見潮熱咳嗽恐
成勞怯

北沙參　茯苓　瓜蔞皮　元參　昆布　蜓
甜杏仁　穞豆　地骨皮　牡蠣　橘皮

常熱黃　項後兩傍結核日月已深厥太陰寒水所司
外受風邪与風溫濕結初忽不知後方知痛皮色泛
紅有釀毒之性理宜溫托不可專事寒涼

法半夏　陳皮　香附　益智仁　川芎　製殭蠶
薑黃、甘草　夏枯草

項部　瘰癧

瓜洲錢

脾虛失運肝胆氣滯濕瘀注於肌肉成核成癧消之不易瘀隨氣行氣順瘀消宜通陽消濕法

旋覆花　茯苓　半夏　於朮　白芍　白芥子　海浮石　桂枝　歸身　甘草

無錫謝氏

瘰癧寒熱盜汗脘中痞悶紅潮失信大便溏薄咳嗽食減春深至冬未痊此乃勞損成癆難治之症

香附　丹皮　歸身　白芍　牡蠣　川貝　茯苓　夏枯草　橘叶　竹茹

光福胡氏頸項結核寒熱盜汗此乃憂鬱不解氣血皆虧尚有經阻便難調治

當歸 白芍 甘草 橘皮 茯神 蒺藜 鈎ゝ 南棗

謝胡兩案與葉案雷同痛症相符未嘗不可用此法也姑留之

又九方

生地四兩 遠志二兩 川貝一兩五錢 白芍一兩五錢 西洋參二兩

蒺藜二兩 川芎二兩 茯苓一兩五錢 歸身二兩

外用夏枯草八兩 海浮石五兩 海藻二兩 蛤殼五兩 乾貝四兩 生石決明五兩

煎湯泛之丸

項部瘰癧

嘉木沈　瘰癧丸方

製首烏四兩　元參四兩　薄荷四兩　黨參三兩　生地四兩　歸身二兩

白芍二兩　天麻一兩　至嫩防風二兩　草節二兩　川芎一兩　至肥皂三十錠

十錠炒黑十錠熬膏　煉蜜為丸　此丸方以古酌今頗有

十錠醋炒　意味

某　瘰癧之生　胆汁不足也而木火因之上升失血欬嗽

鶩溏所謂上侮及肺未侮寒中也溏則礙脾燥則礙肺並

擬方穩

人參　霞天曲　蓮肉　穀芽　淡菜　沙參　米仁

鮮藕

陳 十七 癧勞在出幼之年形脉生氣內奪冬月可延入夏難挨由真陰日爍救陰無速功故難治

兩儀煎

朱 四十三 瘰癧馬刀都是肝膽爲病久延及脾胃腹滿便溏舌黃微渴非溫補可服泄木火以疏之和脾胃以調之冀乎脹勢稍減

吳萸　川連　生於术　川楝子　炒山查

厚朴　青皮　黑山梔　川楝目

趙 氏 瘰癧寒熱盜汗脘中痞聚經期不來大便鶩

項部瘰癧

溏嗆欬減食春深至冬未痊此乃虛損成勞難
治之症
香附 丹皮 歸身 白芍 川貝 茯苓
牡蠣 夏枯草

胡氏頭項結核暮夜寒熱盜汗此乃憂鬱不解氣血皆
虛備於經阻便難調治
炒當歸 橘皮 白芍 炙草 茯神 鈎藤 南棗

沈氏素有痰火氣逆春令地中陽升木火上引巔頂腦
熱由清竅以泄越耳鳴鼻淵右較甚於左者春應肝

氣火自右而升也宜清熱散鬱辛涼達於頭而主治

羚羊角　黑山梔　苦丁茶　青菊叶　飛滑石

夏枯草

又方　照方去滑石加荷叶　生石膏

又　性情躁急陽動太過氣火上升鬱於隧竅由春深病加失其條達之性經言春氣病在頭也考五行之氣迅速變化莫若風火腦熱暗泄而為鼻淵隧道失和結成瘻核夫東垣升陽散火丹溪總治諸鬱咸取苦辛為法然藥乃片時之效欲圖久安以怡悅心志為

項部　瘰癧

要言耳
連翹心　土貝　海藻　昆布　黑山梔　川芎
香附　鬱金
屠　四三秋痢半年未愈瘰堅硬痛瘍膿鬱久成炮府經
病淺可冀其愈
夏枯草　香附　茯苓　苡仁　川貝　丹皮
陳　躁急善怒氣火結癭爍筋為痛鬱化風氣阻
痞塞則腹鳴脘脹木已剋土當益脾健胃調鬱尚丸開懷歡暢不致向
安

土貝母　昔金　海藻　白芥子　夏枯草

瓜蔞皮　山梔　昆布

瘰癧一症其名雖多不外乎外感六淫風寒暑濕之邪因傷七情憂愁思慮之鬱外感者氣血未虧屬表屬經陽症易治因損者營衛已傷屬裏屬藏丹溪曰瘰癧皆起於少陽一經余細考內經惟少陽經有馬刀俠瘿曰其癰堅而不潰者名曰馬刀挾瘿急治之細思其故恍然大悟少陽經風火之府也而寓於火風氣通肝與少陽合故風火先犯少陽也如傷寒先犯太陽寒水同氣

項部　瘰癧論

相求易合因少陽屬木木最易鬱木鬱不達精血內虧水不涵木相火易升故瘧癥表裡虛實皆始起於少陽一經耳因經一言盡之矣雖則起於少陽如傷寒起於太陽藏府六經皆可傳徧不獨少陽一經也故治瘧當分六經皆可傳徧有少陽之風熱氣鬱太陽之寒溼濕熱結陽明之溫瘧癉熱太陰之腹脹便溏少陰之咳嗽內熱厥陰之經阻腹痛俱有兼症外症皆由內發治外當兼治內也今輯三十條方治法雖未盡六經亦可見其大概矣方書曰不犯經禁病禁如傷寒太陽寒熱誤投少陽柴胡引邪入裏矣太陰之下痢誤投

少陰阿膠黃連即成敗症矣藥一錯誤豈堪設想因經云毋盛盛毋虛虛損其不足益其有餘此之者醫殺之即此意也如病家調理自犯經禁病禁雖名醫良藥亦難愈若有所誤俱成敗症豈可不慎歟如外治膏貼鍼砭之圍灸等法各有師承不在立方之內不揣譾陋聊作芻言質之高明

項部

瘰癧論

時毒

震澤崔鳳溫熱時病候風陽上擾以致面浮項腫溫熱內熾陽明熱結而大便不通燃燃蒸之氣上蒙清竅神識不清診脈右弦而數右關洪大舌苔粗黃略帶灰色此乃時毒大頭瘟也議以疏風清熱兼通陽明以冀便通熱減是爲緊機

羚羊片　連翹　花粉　黃芩　枳殼　牛蒡子

薄荷　黑豆　象貝　知母　黑山梔　蘆根　竹叶

覆方　熱勢已減脈象數而稍緩惟頭面紅腫未退舌色乾紅有時鼻衄初起邪在氣分熱久漸入營分風

項部　時毒

乃天之陽氣溫乃化熱之邪風陽董灼上焦先病大便

已通神識亦清再當清心營清肺衛自然漸安

犀角　鮮生地　花粉　連喬　荷葉　川貝

牛蒡子　馬勃　知母　蘆根　桑葉　忍冬花露

荊溪張　風溫時毒寒熱頭項腫痛以冀一潰證自鬆矣

煨葛根　柴胡　杏仁　馬勃　殭蚕　牛蒡子

前胡　桔梗　甘草　茅根

上海金　胸項俱腫寒熱無汗此時毒也宜祛風達邪為

要

荆芥 牛蒡子 前胡 青皮 防風 厚朴
貫衆 甘草

黎里徐 發頤時毒，胸膈不利，咽喉牽引作痛，疫熱交滯肝肺受傷，法宜達邪行痰，佐以化疫托毒。
柴胡 枳殼 鈎藤 桔梗 青皮 杏仁 桃仁
桔梗 葛根 茅根

楓涇秦 風毒已有十餘日，毒尚不化，脈數無力，此正虚邪旺之故，宜散邪寓補。
黨參 川石斛 殭蠶 生黄耆 桔梗 生甘草

項部時毒

角鍼　青荷叶

唯亭朱　病因耳項浮腫是風邪寒熱胸滿神識不清是風裏熱勝清散之法以冀熱退神清

葛根　杏仁　防風　橘紅　牛蒡子　前胡

桔梗　殭蚕

太倉龐　時毒法以疎散之

牛蒡子　荊芥　甘草　馬勃　杏仁　豆豉　防風

桔梗　蟬衣　貫衆　西湖柳　茅根

張

溫邪自裏而發喉腫口渴舌心灰滯上焦熱蒙最怕竅

史

閉昏痙，若寒之直降，攻之腸胃，與溫邪上鬱無涉。
連喬　黑梔皮　牛蒡子　杏仁　花粉　馬勃
瓜蔞皮　夏枯草　金汁　銀花露

頭形象天，義不受濁，今久痛有高突之狀，似屬客邪蒙閉清華氣血。茲常服桂附河車，亦未見其害。思身半以上屬陽，而元首更為陽中之陽，大凡陽氣先虛，陰邪上入，氣血瘀痺之痛，流連不息，法當宣通清陽，勿事表散，以艾焫按法灸治，是一理也。

吾師曰：項之上為陽中之陽，不可輕灸，總要認病真切，可灸則灸之。

項部　時毒

又

熟半夏　北細辛　炮川烏　炙全蝎　薑汁

陽氣爲邪阻清空機竅不宣考周禮採毒藥以攻病藉蟲蟻血中搜逐攻通邪結乃古法而醫人忽畧者今痛滯腦後心下嘔逆厥陰見症久病延虛攻邪須兼養正

川芎　當歸　半夏　薑汁　炙全虫　蜂房

史　惟兩方因頸腫高突可知厥陰之脉與肝脉會於巔遐是此症作風温誤投涼藥故特録之以便臨症與時毒並參勿投温涼錯誤

某　風熱毒閉項後腫

竹葉　滑石　牛蒡子　蘆根　馬勃　薄荷
連翹　黑山梔　川貝　生甘草

經云：上焦如霧，而象天，頭爲諸陽之首，諸陽之脉皆聚於面，風與火爲陽邪，上先受之，元首爲陽中之陽，與風火同氣相求，易合。人在風中，如魚在水中，呼吸出入，賴以養生，賊風虛邪，不能避也。時毒者，四時不正厲疫之氣，隨風而至，肺合皮毛，鼻爲肺竅，天氣通於肺，地氣通於嗌，或皮毛受邪，或吸之於鼻，傳之於肺，或亢熱日久，水中之毒，蘊之於胃，風氣通於肝，少陽風木外府，與三

項部　時毒

焦合爲相火風毒營於上焦與諸陽之脉合而爲熱天行時疫大頭瘟項腫等症咸矣。膻中者清虛之處本不能受邪而最易受邪者何也胞絡之中心肺居之心爲君主肺爲相傅心肺在上行一身之營衛風溫先犯肺衛熱阻上焦氣分所謂清陽之邪中上是也急宜輕清辛涼解上焦之邪。若誤投溫燥熱邪相搏或大汗傷陰熱邪內陷傳入營分先犯心主宮城臨入手厥陰即神昏譫語痙厥險症見矣。疫邪屬毒隨人體質而化有夾熱夾寒夾濕夾風之殊又有上中下三焦之分傳經虛實之辨輯存一十二方然在氣分者羚羊等徹之衛營分者犀角地黃等涼之邪滯於腸未化熱者厚朴防風等開之疏滯者蔻仁青皮等行之正虛邪旺參蓍等托之熱邪蒙秘金汁花露等洩之附厥陰頭腫之方亦時毒應悉溫涼誤治也如陽明之葛根少陽之柴胡桔梗之載藥上浮參入如有妙用所以醫如工馬之將操舟之子無一定之章程全在臨時變通也

項部 時毒

面部

目瘍

崑山鮑　眼胞瘦核堅硬不痛遲延已久皮色不變推之移動在皮裏肉外由溼熱痰氣凝結而成擬之陳化堅法令

二消散

半夏　橘皮　甘草　石決明　殭蠶　茯苓　黃連　車前葉

菱湖曹　眼胞紅腫形如椒粒名謂椒瘡係脾胃溼熱壅鬱姑擬清脾涼血法

防風　赤芍　白鮮皮　楊皮　厚朴　荆芥
元參　蟬退（蛻）　連翹　甘草

金壇賈　目大眥睛明穴作痛微腫痛出厥陰風火發在太陽經穴瘡勢雖小根源甚深潰破多致成漏議踈風清肝務令消散

黑山梔　歸尾　荆芥　薄荷　連翹　忍冬花
甘草　夏枯花

嘉善柳　睛明穴淚渲遍身以致目乾細濇時作抽痛差喜外皮未破姑与丸藥理之除根不許

沙蒺藜　北沙參　穭豆衣　潞黨參
雲茯苓　女貞子　象牙屑　荷叶蒂
九製首烏

蘆墟崔　脾胃濕痰肝經氣鬱結於兩眼胞成爲結痰形
如豆粒不痛不癢似乎小恙然久積不治損目之端也
川貝　天竺黃　苦桔梗　石決明　杜蘇子
桑叶　夏枯草　法半夏　新會皮　海蛤粉

桐鄉鄧　漏睛瘡膿淫大眥內出者例難收口
黨參　歸身　茯苓　炙草　熟地　白芍

面部　目瘍

於朮　麥冬　丹皮　地骨皮　桑椹子

蠡里莫　眼胞菌毒堅潰不痛纏綿經年不愈漸長垂下以致目不能視屬脾濕熱鬱而成宜涼膈清解飲主之

生地　荆芥　連喬　黃芩　煅石膏　生梔　防風

薄荷　赤芍　甘草　燈心

附清涼丸方洗

石菖蒲　歸尾　羌活　杏仁　地膚子　赤芍

膽礬　川連

共為細末以薄綢包之如櫻桃大米泔水浸泡乘熱

蘸洗櫟之勿見塵土爲妙

黎里陳　眉棱骨高腫堅硬如石名曰石疽有失血之虞宜
聽其自潰可轉逆爲順

黨參　川貝　丹參　牡蠣　茜草　白芍　黃耆

附圖藥方　三棱　白蔹　廣木香　鬱金　南星
蓬朮　青木香　土貝　半夏

驗方　眉棱較前愈覺高腫仍然硬而不軟即使得膿難
免損目之虞

黨參　川貝　阿膠　黃耆　參山漆　白芍

面部　目瘍

棗仁　茯神　膽星　天竺黄

嘉善范氏　右脈弦數而滑衝任不足痰泡湫滯空隙之地潰則每致成漏特值酷暑且與丸藥理之

桑叶　川貝　丹參　香附　阿膠　牡蠣　茯神　丹皮

同里袁　睛時時成漏旋發旋平以屬瘡成脈毒最難絕源流

西洋參　地骨皮　甘草　陳皮　夏枯草　川貝　桔梗　銀花

某　風溫上擾目赤脈左弦當用辛涼散之

桑葉 夏枯草 連翹 草決明 赤芍

某 失血後陰受燥熱左目赤痛當以辛涼清之

鮮荷葉 冬桑葉 生甘草 赤苓皮 菉豆皮

穭豆皮

鮑 秋風化燥上焦受邪目珠赤痛

連翹 薄荷 黄芩 山梔 夏枯草 青荷葉

苦丁茶 桑皮

顧 頭額悶脹目赤

羚羊角 夏枯草 草決明 山梔皮 連翹

面部 目瘍

潘　生[illegible]附

頭面風腫目赤是邪氣中熱

羚羊角　夏枯草　荷梗　穀精草　丹皮

小生地　望月砂　連喬　山梔

某　肝火上擾目眶紅腫

連喬　赤芍　鮮菊葉　黑梔皮　苦丁茶　夏枯草

某　目胞浮腫不飢不運

桑皮　茯苓皮　大腹皮　廣皮　薑皮

苡仁　通草

常熟陳

嗜煙太多，本虧陽虛，喝雉呼盧，連宵不寐，陰陽倒置，兩目暈紅，色淡，晝昏夜明，稍有歧。內經云：目者心之使，神之舍也，營衛魂魄之所常營也，故神勞則魂魄散，志意亂，故陰陽不得合而精明也。治宜益氣升陽，養陰神志，安逸調理，可不致氣脫失明之患。

黨參　黃耆　枸杞　歸身　炙甘　遠志

棗仁　木香　茯神　蔓荊子　製首烏

問曰：聖人治病，本無專科，今人分科，反使各立門戶，大失內經本旨。師曰：列方本從內經，刀鍼手法外有師。

面部　目瘍

承故咽喉瘍科眼科不得不分答曰内經靈素先論九鍼諸科之中分有妙用師曰書者規矩也刀鍼手法巧也立方可循規蹈矩刀鍼手法分有專歸古时倉公氏以診聖仲景氏以方聖華陀氏以鍼灸雜法聖即分專科之始也大約治病立方不出内科之範圍譬如治傷寒不循六經鮮有不悞者也目者經曰五藏六府之精氣皆上注於目為之精精之窠為眼骨之精為瞳子（瞳子屬腎）筋之精為黑眼（黑眼屬肝）血之精為絡（眼中之絡屬心）氣之精為白眼（眼白屬肺）肌肉之精為約束（眼胞屬脾）故瞳子黑眼法於陰（屬下焦肝腎）白眼赤脉法於陽也（屬上焦心肺）此數言五藏

六府陰陽虛實寒熱標本皆在其中矣此泥於五輪八廓七十二問病一百零八症專於此科徒亂心目余所輯十九方眼胞瘡核堅硬以二陳化堅丸瘡紅腫以清脾涼血厥陰風火以疎風清肝淚泡過每目乾抽痛淋水養肝熄風肝脾結熱眼胞瘻核疎肝化瘻軟堅漏睛瘡日久填土補肝腎眼胞菌毒清脾涼腸石瘤堅硬補托軟堅痘風餘毒清肝潛降有風溫秋燥之辛涼風熱氣分之清肺肝火上鬱之涼肝目胞浮腫運脾利濕晝昏夜明益氣升陽治法皆遵成方臨症自有把握治外並乎治內專科貴乎並科所謂循規蹈矩使人巧也不但

面部　目瘍

質之瘍科於內科即專科亦有裨益刀鍼手法余少師承
不敢與聞耳

耳瘍

寶山鮑　肝氣挾濕右耳脹痛以疏風勝濕治之

羚羊角　薄荷　鈎藤　連喬　滑石　刺蒺藜

荊芥　池菊　丹皮　竹葉

吳江管　虛陽上升耳竅塞窒聹痛是下虛上實清竅不能流

暢用滋補下焦使陰火潛伏

製首烏　白芍　女貞子　靈磁石　料豆皮

沙蒺藜　青鹽　懷牛膝　石決明

覆方　加董參　牡蠣　除石決明　青鹽

兩部　耳瘍

周浦史　腎開竅於耳心寄竅於耳肝脉絡於耳隱積腎水
漸養耳得之而爲聰但年已七十矣失聰不得爲病所慮
者抽痛未免肝風內擾上干清竅今擬滋水柔肝以安心神
北沙參　青代　茯神　蒺藜　白芍　洋青鉛
遠志　磁石　石決明　製首烏

乍浦盧　眩暈耳鳴水不制火之候以育陰和肝法
黨參　茯苓　白芍　龍齒　料豆　棗仁　遠志
磁石

青浦葛　稚年耳漏防成聾疾

生洋參 料豆 元參 石斛 粗葉珠

夏枯草 川貝 生甘草

揚州項 腎水虧怯木旺生風兩耳模糊聤脹先以清經洩

降緩商疏降

煨葛根 橘紅 青代 石決明 半夏 刺蒺藜

磁石 鮮荷葉

常熟李 腎水虧損肝陽上擾右耳乾痛失聰宜肝

腎兼治

六味丸加黑山梔 新會皮 池菊 膽草 鉤藤

面部 耳瘍

崑山馮　耳聾耳聤脹生腎陰不足肝膽鬱熱上蒸清少陽
鬱熱兼以養陰為主
沙參北　懷牛膝　穭豆衣　花粉　沙苑　製首烏
左牡蠣　荷葉

蘇州邵　腎開竅於耳胆絡亦附於耳凡元虛失聰治在腎
臟邪蒙閉竅治在膽腑乃一定之法也今年逾六旬脉形細
數屬腎陰已虧胆火肝風又復上蒙清竅致額痛耳聾耳膿
流不絕成為聤耳藥既苦寒難直降可效治宜填補下元
滋水制木徐圖見愈

製首烏 鈎藤 遠志 懷牛膝 磁石 穭豆皮
茯神 荷蒂 潼沙苑

周莊錢暮年耳痔形如牛乳觸之則痛徹巔腦係肝
胃之火工結而成宜梔子清肝湯主之
黑梔 白芍 丹皮 甘草 黃芩 歸身
川芎 柴胡 黃連 石膏

青浦槐 耳痔有年難期速愈
青黛 白芍 蒺藜 磁石 山梔 穭豆
石決明 菖蒲 荷葉

面部 耳瘍

覆方　耳痔努出耳外脹痛破傷猶恐失血慎之
生地　川斛　羚羊角　遠志炭　丹皮　甘草
元參　川貝

平陽湯　耳成縫間皮色紅裂時出黃水津津名為旋耳
瘡此係肝胆濕熱擬雅法少陽并滲脾土
羚羊角　連翹　赤芍　青蒿　黃芩　池菊
丹皮　米仁　六一散

附穿粉散　雅粉陽紙炒　炙甲片　鉛粉　元黃丹
共研細末香油調搽

太倉吴　耳根腫痛連及頸項脉弦數此肝胆之火擬平
降之法佐以舒散
柴胡　梔子　連喬　歸身　小生附　青皮
黄芩　元參　白芍　川萆薢　桔梗

南滙高　耳門赤腫痛引牙床屬上焦風熱宜清胃辛
涼散主之
荆芥　薄荷　升麻　甘草　大力子　防風
池菊　白芷　桔梗　白蘆根

靈方　耳門痛勢稍緩口乾脉細數宗耳為腎之外候

面部　耳瘍

治之

生地　元參　連翹　淡芩　麥冬　花粉

赤芍　黃連　麸炒枳殼

平湖王　耳内腫痛出水屬肝胆風熱上壅宜清解涼散

治之

鮮薄荷　夏枯草　鈎藤　連翹　青菊叶

石決明　鮮荷葉　丹皮

陳墓張　耳鳴失聰小便赤濇此屬陰火妄動之候宗内

經謂氣通於耳

六味加知柏肉桂

石牌秦 耳垂後焮赤腫痛狀如伏鼠寒熱間發此手足少陽三焦風火搏結而成名為耳根毒擬仙方活命飲主之

防風 赤芍 角針 甘草節 銀花 白芷 新皮

花粉 炒甲片 連翹 土貝

瘍方 耳根毒起發易潰者為順證令腐脫新生理應補益擬參貝養榮湯主之

黨參 熟地 白朮 茯苓 草節 歸身 白芍

面部 耳瘍

川芎　新会　生香附　桔梗　川貝

紹興馮　脉弦耳聞腫連耳輪痛生寒熱名爲耳發已經五六日難以消散姑擬托裏透膿法

角鍼　甘草　青皮　黄耆　白芷　桔梗
當歸　銀花

覆方　耳發腫痛已減寒熱得解痛退之根此處氣多血少最難腐潰今瘡頭孔眼不一形如蜂房膿亦易泄乃順證也當補益清毒並治之

黄耆　歸身　茯苓　玉竹　廣皮　甘草

白芍 銀花 石斛 生地

嘉定沈 耳致毒失於托理誤投寒涼則毒不能外發耳邊攻耳竅膿串耳內以致成漏宜煎丸並進可期全愈

製首烏 女貞子 茯神 麦冬 北沙參
煅牡蠣 白芍 料豆 沙苑
再服十全大補丸

車城姜 風温上潛右耳聤脹
面部 耳瘍

薄荷 馬勃 桔梗 連翹 杏仁 通草

滸墅關陸 風木之蒸耳脹欲閉

羚羊片 夏枯草 苦丁茶 連翹 薄荷梗

黑山梔皮 生香附

高郵畢 氣閉耳鳴

鮮薄荷 杏仁 廣皮 防己 苦丁茶

連翹 厚朴 木通

本城莊 暑熱上蒸耳聤作脹咳嗽當清氣分之熱

白沙參 杏仁 連翹 竹葉 六一散

震澤呂　頭痛耳鳴歷經三載脉来弦滑陰虧損肝陽
上升直之夢泄理宜潛鎮
蒺藜　牡蠣　青鉛　鈎藤　首烏　穭豆衣
川斛　蓮鬚

某

濕温長夏最多濕熱鬱蒸之氣由口鼻而入上焦先
病漸佈中下河間所謂三焦病也治與風寒食積迥異
仲景云濕家不可發汗汗之則痙濕本陰邪其中人也
則傷陽汗則陽易泄越而邪留不解濕蒸熱鬱發現爲
黃熏蒸氣隧之間正如罨麴之比斯時病全在氣分

面部　耳瘍

連赤小豆湯可以奏效今經一月邪彌三焦自耳前後左腫及右癰瘍大發夫癰者壅也不惟氣滯血亦阻塞蒸而爲膿穀食不思陡然肉消殆盡胃氣索然矣商治之法補則助壅清則重脱前輩成法一無可遵因思濕熱熾盛傳于頭面清竅議輕可去實之法選芳香氣味儘無所苦或壅遏得宣少進漿粥便是進步經云逆上病者治之上靈樞云上焦如霧非輕揚芳香之氣何以開之

青菊叶　荷叶邊　飛銀花　象貝母　苦豆衣

馬兜鈴　連翹　射干

煎好露一宿臨服加蔗汁一小杯

某　耳內流膿屬人爲之腎病用六味丸加味治今用其法

益清少陽

六味丸加　桑螵蛸　黃菊花　山梔　石決明

桑叶　黃柏鹽水炒　猪骨髓　芡實粥爲丸

某　舌白咳嗽耳脹口乾此燥熱上擾肺氣不宣使然當用

辛涼宜薄滋味

鮮荷叶　連翹殼　杏仁　白沙參　川貝母　穭豆衣

面部　耳瘍

某

先起咳嗽繼而耳聤脹痛延綿百日不愈此體質陰虧觸入風溫未經清理外因傷及陰分少陽相火陡起故入暮厥痛愈劇當先清降再議育陰

苦丁茶　鮮菊葉　金銀花　生菉豆皮　川貝母　益元散　鮮荷叶邊

某

風溫發熱左耳聤腫痛

乾荷叶　苦丁茶　馬勃　連翹　杏仁　黑梔皮

某

左耳聤痛舌白脈數體質陰虧挾受暑風上焦氣熱宜用辛涼輕藥

鮮菊叶　苦丁茶　黑山梔　飛滑石　連翹　淡竹叶

某　暑熱上蒸耳聤作脹咳嗽當清氣熱

杏仁　連翹殼　淡竹葉　川貝　白沙參　六一散

痰　頭痛耳聤脹目微赤少陽相火上蒸以辛涼清解上

進

連翹　羚羊角　薄荷梗　丹皮　牛蒡子

桑叶

內經曰北方生寒在臟為腎在竅為耳南方色

赤入通於心開竅於耳手少陽三焦之脈而交出足少

面部　耳瘍

陽之脉上繫耳後直上出耳角至交從耳後入耳中足少陽膽之脉行手少陽之前至手少陽之脉至交從耳後入耳中走耳前所以耳為腎竅開竅於心之少陽皆會於耳心為離火腎為坎水三焦為水火之道路肝膽為風木之樞機二少陽合為相火人為小天地火升水降如日月之東升西沒周流不息也火亢賴水濟涵水沈藉火蒸動離中虛陽抱陰坎中滿陰抱陽也水火不得相離者也水火升降不調三焦水火道路祕塞氣機阻滯雲霧不收龍雷上騰於天少陽風從內煽遏

火勢必燎原，遇水勢必翻海，故風之性助物爲威。耳鳴、耳聤、耳脹、耳根毒等外症見矣。耳之疾虛則治在心腎，實則治於風火之言盡之矣。今輯三十六方，心腎風火俱備，雖曰外科，皆由内科手筆，必能心領神會，舉一反三，臨症來尚無小補耶。

面部　耳病

鼻瘍

崇明程　手太陰蘊熱致生鼻瘡理宜清肺

羚羊片　桔梗　桑白皮　甘草　黑山梔　石決明

黄芩　連　赤芍　荊芥　白蒺藜

南潯宋　鼻瘜不利按脈弦數此肝陽擾肺非小恙最宜

養性

枇杷叶　桑叶　杏仁霜　通草　石決明　鈎藤尖

蘇子　桔梗　荷叶邊

覆方　鼻生旋螺係屬肺熱又增咳嗽氣逆脈仍弦大夜

西郭　鼻瘍

今伊邇須防咯血

羚羊　蘇子　杏仁　馬兜鈴　瓜蔞仁

青鉛　橘皮　蘆根　枇杷叶　鮮竹茹

青浦葉　鼻為肺之外候風溫客於腦則額痛鼻淵並

之後火氣逆犹擬養陰清肺

北沙參　冬桑叶　辛夷　鈎藤　石決　白蒺藜

川石斛　料豆　枇杷叶

霞方　鼻流黃色濁涕有腥穢之氣並腦未楚似從

前法但此症久延必致虛弱當以奇授藿香丸煎服

之庶幾相須奏效

羚羊片　桑叶　辛夷　半夏麴　北沙參

石決明　石斛　蒺藜　枇杷叶　青荷叶

附　奇授藿香丸

鮮藿香八兩研極細末雄猪胆汁和丸如桐子大每

服三錢蒼耳子湯送下

蘆墟俞　鼻管焮腫兩傍色紫膿汁浸淫糜爛而不痛此

爲鼻䘌瘡係風熱客於肺絡桔梗辛散治之

羚羊角　連翹　黃芩　生牡蠣　夏枯草

面部　鼻瘍

青荷叶 池菊 滑石 甘草

北圻莊鼻痔形如榴子漸漸垂下窒塞孔中有碍氣息此乃肺經風熱鬱久而成宜辛夷散肺飲主之

辛夷 生地 知母 百合 煆石膏

黄芩 甘草 升麻 麥冬 枇杷叶

杭州金右脉洪數而鼻起瘭色紫腫痛此屬肺經血熱發散肺風但未已久一時難得痊愈且与辛涼清解

荆芥 防風 蟬蛻 白蒺藜 桑葉

桔梗　甘草　黄芩　牛蒡子　杏仁

處方

面鼻肉色積瘦紅瘤係然宗風濕淫於肉治

以辛涼

羚羊角　黄芩　生石决　連翹　枇杷叶

生山梔　甘草　白蒺藜　桔梗　天花粉

無錫

楊　肺風由手太陰血熱上壅發於面鼻延及頸

項色赤而糙粃蹴入血且深結撚祛風涼血之法

生首烏　秦艽　白蒺藜　花粉　桑叶

大料豆　甘草　細生地

面部　鼻瘍

震方 肺風蔓延已定色波痛減仿古人治風先治血血行風自熄之旨

生地 桑叶 羌活 川芎 花粉 當歸

黃芩 赤芍 白蒺藜

楓涇顧 肺風益挾溼熱治以涼瀉

製軍 白蒺藜 連翹 玉竹 甘草

苦參 石決明 山梔 黃芩

周莊王 面鼻花刺係肺熱上薰治宜清肅肺熱

冬桑叶 黃芩 白蒺藜 桔梗 枇杷叶

地骨皮　山梔　石决明　連喬

霜方　粉刺擦破結成白盾形如黍米宜枇杷清肺

飲主之

黨參　黃連　甘草　黃芩　枇杷叶

鮮桑白皮

李職俞　咳嗽經時脈躁此係肝火射肺鼻翅腐碎

兼防咯血

代赭石　蘇子　地骨皮　桑白皮

瓜蔞霜　桔梗　枇杷叶

面部　鼻瘍

川沙陳　虛熱上蒸鼻淵已久酷暑之令難期速效

北沙參　麥冬　花粉　桑皮　白蒺藜

玉竹　青鉛　料豆

褚墅閔　肝火刑金鼻竅背熱久防腐爛治以瀉肝潤

肺庶幾見效

枇杷叶　黃芩　山梔皮　花粉　石決明

桔梗　白蘆根　甘草

徽州儲　鼻屬肺竅又爲氣之主鼻中起瘤防礙氣息

古人云肺經濕熱上蒸於腦入鼻而生瘜肉猶如地

浮溫熱上生菌蕈也治以辛夷散主之

辛夷　白芷　防風　細辛　木通　升麻

藁本　川芎　甘草　茶葉

江

積病在絡動絡血逆今年六月初時令暑熱之氣吸入首先犯肺氣熱逆血湧強降其血之藥皆屬呆滯而清空熱氣仍蒙閉於頭髓空靈之所諸竅痺塞鼻窒瘜肉出納之氣都從口出顯然肺氣鬱蒸致腦髓熱蒸腦液自下古稱爍物消物莫如火但清寒之直泄中下清空之病仍然議以氣分輕揚無取外散專

面部　鼻瘍

事內通醫工遇此法則每每忽而失察

連翹　牛蒡子　通草　桑叶　鮮荷叶汁

青菊花叶　臨服入生石膏末煎一沸

張会卿曰鼻病無他也非風寒外感則內火上炎耳外感治宜辛散內熱治宜清涼知斯之者治鼻大綱矣平生業此治內症之大概也惟治外科者忽不出此範圍鼻開竅於肺五味入鼻藏於心肺心肺有病鼻為之不利也蓋陽明位居中土脾熱者鼻先赤傷之白陽明受之陽明主肉俠鼻絡於口鼻為肺竅胆移

牧於腦則辛額鼻淵鼻淵者濁涕下而不止也相火司天熱淫鼻窒君火司天熱淫鼻窒肺之外症屬火者多風寒溫並而有之肺屬金畏火肺主氣風寒溫壅滯氣機至於鼻痺鼻痔鼻瘜鼻癰堅硬難除者或風寒時結或喜食膏粱煿炙陽明化熱經絡壅塞而成陽明主肉故肉堅而不易化也屬陽明者多肺蠱瘡隱齇鼻赤鼻粉刺肺風或濕溫傷脾經蘊熱灼於肺屬脾肺者多腦漏一症其因有三或傷於風或傷於寒或傷於熱或肝膽之熱上移於腦傷於風者大

面部　鼻瘡

陽隱痛而涕清傷於寒者顴隱痛而涕濁傷於熱者而涕黃濁膩而臭穢者也亦有腦髓不固淋下無度精氣不足致成虛怯今驗之方雖曰外症皆屬內因故治鼻須辨三因內因外因不內外因辨於指掌治鼻之法得矣

口部 唇瘍 齒瘍 舌瘍 咽喉

聽鴻集案 亨

口部

唇瘍

角里周 膏粱厚味燥遏陽明發為繭唇不潤則成中消之證治難挽矣

麦冬 銀柴胡 甘草 石斛 黄芩 茵陳
知母 中生地 枳殼 犀角 枇杷葉

夢生草重點取此方此即清涼甘露飲全方也

荊溪蒯 陽旺陰虛膀胱寒水泛溢脾濕與胃燥互替之久化燥之氣薰蒸滿口糜爛延及咽喉都遏不泄

口部 唇瘍

瀉口臭粘槮加味連理湯合赤導散治之

人參 白朮 乾薑 生地 茯苓 黃連 炙草

木通 竹葉

加味連理湯合赤導散雖成方用之極難脾胃寒熱並治之法也脾爲太陰溼土喜溫喜燥胃爲陽明燥土喜潤喜涼最妙一味黃連苦降泄熱可以引導赤下行而清胃熱苦以化燥除溼而堅下藉理中辛甘升陽助脾泄瀉可止溼熱去則口糜可除仲景之半夏瀉心附子瀉心黃連湯生薑瀉心等之脫化也至中攻補並施寒涼並用

爲醫者能於此法中講求其理而推廣之攷仲究聖方解釋從在我用之如鼓應桴矣

丹徒諸小兒鵝口瘡乃心脾之熱並挾胎熱上攻以致滿口皆生白色斑點作痛連及咽喉重則壅塞難於哺乳並劑更屬難投且與冰硼散擦之以去濁涎

紹興范下唇發瘡色紅作腫日久破裂流水漸起黑蓋去之仍生旋平旋發此名唇風乃足陽明風火凝結而成擬雙解通聖散主之

口部　唇瘡

防風　當歸　連翹　川芎　麻黃　荊芥
白芍　白朮　薄荷　山梔　黃芩　桔梗
甘草　滑石　煅石膏
通聖雙解中加當歸

塘棲蔡　下唇結腫如核桃此係唇疳乃心脾蓄熱
宜與清涼
犀角　丹皮　金石斛　遠志　蘆根
生地　白芍　茜草

東山潘　唇菌由心緒煩擾肝脾氣鬱而成此證

有失血之虞，不可妄動刀鍼，宜耐養爲之。

川貝　石決明　石斛　青代　蒲黃　天竹黃　甘草

梅

梅堰陳　陽明火毒結腫在唇，已經兩月，作癢色黑腥穢，毒盛也。右脉洪數，恐久潰必穿唇蔽齒，殊難收斂，勉擬清胃散主之。

生地　鮮石斛　黑山梔　知母　銀花　黃連　旱蓮草　生石膏　白芷　蘆根

某

溫邪鬱熾，津傷口糜氣穢。

口部　唇瘡

捲心竹葉　嘉定花粉　知母　麦冬
金石斛　連喬

秦　久艳瘡痍五六年環口燥裂潮濇并痛
鮮生地　艳首烏　丹皮　丹參　茺蔚子　銀花
地丁　紫草　共熬膏
唇瘍屬陽明太陰脾胃最多心肝稍有兼之經曰
手陽明之脈俠口足陽明之脈環唇陽明脈至齧唇
也脾為倉廩之藏而主肉其華在唇陽明胃脈上入
齒中還出挾唇下交承漿下膈屬胃絡脾為病有

口部　唇瘍

口喝唇胗（胗即瘍之類也）唇反肉先死太陰脾脉入腹屬脾絡胃上挾咽喉連舌本所以十二經三百六十五度之濁氣出於胃走唇舌而為味脾胃大腸小腸三焦膀胱者倉廩之本營之居也名曰器能化糟粕轉味而出入者也其華唇四白其充在肌脾為濕柔之土胃為燥剛之土脾為之使胃為之市市者容受萬物者也使者轉運萬物者也喜食膏粱厚味容受倉廩之中久鬱陽明壅熱太陰濕熱或夾風火阻滯薰蒸隨經而發唇瘍成矣亦相並於心肝者何也督脉貫心入

頭環唇厥陰之脈循喉嚨環唇肝脈下頰裏環唇心
主血肝藏血脾胃飲食中焦取汁變化而赤是為
血脾胃熱則血熱累及心於肝也今摘九方陽明壅熱
以清涼甘露飲脾胃溫熱之連理導赤湯小兒胎熱之
冰硼散陽明風火之雙解通聖心脾積熱犀角地黃肝
脾蓄熱之清肝涼血陽明火毒之清胃散溫邪口糜之
甘涼清熱瘡瘍唇燥涼血解毒治唇瘍之法不出脾濕
胃熱風與火也唇瘍皆屬內因臨症須考其根荄立方之
其法度余愧不敏理難畢宣惟願高明將先哲存方發

其精義而正之藏余之杜鄙人之大幸也

齒瘍

平望翁　風熱發為牙癰宜祛風清胃

羚羊　石斛　丹皮　元參　鮮生地　黃芩

荊芥　薄荷　鮮蘆根

南京袁　牙疳啓破陽明毒火之至危如朝露

香犀角　旱蓮草　黃連　生地　黑梔

忍冬花　人中黃　骨皮　天花粉

簡村張　牙齦腫脹滲血滲流虛陽上泛法宜潛降

熟地　北沙參　石斛　旱蓮草　麦冬

口部　齒瘍

懷牛膝　茜草　元參　炒白芍

太倉楊　牙漏未得痊，又起乳蛾，齦肉宣腫喜扎，飲惡涼，口不臭，右關脈大，兩尺細軟少力，少陰不足，陽明有餘，邪熱稽留於齦肉之內，難免齒衄。當養性情，不可專取藥力。

沙蒺藜　生地　石斛　麥冬　鮮蘆根
旱蓮草　丹皮　料豆　申薑

山西程　走馬牙疳，黑腐內嵌，牙齒無血，勢必穿唇破腮，五不治中已見二，之勉擬桂苓甘露飲主之。

瑶桂　茯苓　猪苓　知母　地栗根　石膏
石斛　澤瀉　骨皮

第卅九　少陰虧怯陽明蓄熱致成牙漏擬玉女煎
熟地　懷牛膝　麥冬　旱蓮草　煨石膏
沙蒺藜　川石斛　知母

第卌石　走馬疳緣陽明毒熾以致齒黑糜腐經云
穿腮破唇症屬不治勉擬煎劑
犀角尖　牛蒡子　忍冬　煨葛根　鮮生地
鮮石斛　淡苓　薄荷叶　甘草　人中黃

口部　齒痛

朱家角　癖積火毒上攻牙齦寒熱腐臭不數日間遂致穿腮撼齒現此惡款且擬蘆薈消疳飲以消息之

銀柴胡　羚羊角　胡黃連　牛蒡子
淡竹葉　元參　甘草　山梔　薄荷
桔梗　石膏

泗涇唐　牙根腐爛纖延不絕此屬走馬牙疳乳發症也宜清疳解毒湯主之

人中黃　銀柴胡　知母　防風　犀角　石膏
牛蒡子　川黃連　連翹　元參　荊芥

崇明王　牙齦微痛滲血時流兩手脉象沈數參此脉
證不獨胃火熾盛而龍雷之火亦浮上騰愚意宗益
火之源以消陰翳之法
安肉桂　懷牛膝　澤瀉　知母　石斛　竹葉
車前子　赤茯苓
覆方　齦痛已定衄血亦止引導之法甚為妥適仍
宗前法佐以鹹降
申薑　車前　秋石　川石斛　懷牛膝　知母
青鹽　淡竹叶　此二方大有斟酌
口部　齒痛

木瀆倪

牙宣遷延失治腐潰漸開喜飲涼湯不喜飲熱此係邪風濕滯於齦肉之間治宜清胃為主

犀角尖 知母 粳米 甘草 人中白 [illegible]

鮮生地 青鹽 丹皮 石膏 鮮蘆根

青浦崔

病名走馬之疳喻其速也勿可緩治

犀角尖 以石斛 麥冬 生地 知母 地骨皮

銀花 枇杷叶

餘杭秦

牙蕈形似核桃堅硬如石由心胃之火煎熬而成不可鍼破失血難痊宜耐性調理可免

性命之憂

鮮荷叶　遠志炭　丹皮　白芍藥　中生地

茜草根　丹參　川石斛

附末藥方

珍珠一下　牛黃一下　黃連五下　藕灰五下　蒲黃炭五下

橄欖核灰三下

寶山鍾　寒濕化熱致成牙疳頑腐難脫失血如泉

脉来细数法當清滲陽明佐以潛降

煨葛根　滑石　荊芥　茵陳　荷梗

口部　齒瘍

甘草　白前　丹皮

搽服方

肉桂　石膏　茵陳　車前子　茅根　石斛

丹皮　知母　梧桐淚　淡竹叶

崑山李　鑽牙痛毒腐未尽新肌略露痛退之机

擦清胃解毒法

胡黃連　地骨皮　金石斛　車前子　知母

銀花　山梔　甘草

青浦許　牙癰堅作痛寒熱口渴以致頤頰浮腫牙

閉不舒係陽明熱毒與風火相搏而成姑擬祛風涼胃使氣漸漸收束爲妙

防風 連翹 牛蒡子 石斛 荊芥 薄荷

煨葛 鮮竹叶 山梔 蘆根

丹陽曹 牙癰係毒未楚經年潰發不可苦寒涼胃姑擬濟陰調治

沙蒺藜 料豆 川石斛 申薑 甘草

旱蓮草 生地 女貞子

南翔劉 牙床腫痛身發寒熱此風火也法以疎解

口部 齒瘍

煨葛根　防風　甘草　殭蠶　元參
花粉　荊芥穗　桔梗　橘皮　茅根

陝西黃　牙痛越已日久，失血過多，肝腎涸虧，陽明積熱未清，理宜培養肝腎，以解胃熱，何圖苟安。

懷牛膝　麥冬　女貞子　花粉　金石斛
大生地　白芍　沙蒺藜

青浦陸　牙衄治以甘涼益胃，佐以滋降。

清阿膠　懷牛膝　白芍　川石斛　青鹽
蒲黃炭　料豆衣　茜草　旱蓮草　棗仁

陳蒼張　牙疳月作齦肉宣露補益解毒兼施之治
黨參　車前子　白芍　橘皮　川石斛　甘草
懷牛膝　茵陳　藕節
許墅關黃　牙漏久延脉形弦濇證係木旺水虧陽明
熱蘊當用辛為治
遠志　懷牛膝　天花粉　鉤藤　料豆
青橘葉　金石斛　白芍
桑岩韓　牙衄不止女子之血董於衝任而衝任虛隸
於陽明以致齦肉宣腫治宜涼胃益補陰之法庶

口部　齒瘍

瘀血歸經，經不致妄行矣

懷牛膝　懷山藥　茅根　川石斛　女貞子

北沙參　甘草　大生地

某　牙齦腫痛，左關弦搏之象，稍復水中之火，漸戕

大補陰丸加　犀角　藕汁　生牡蠣

人中白　骨碎補　丹皮　蘆根

某　服藥後血止，而口中之熱亦去，亦稍見效矣，而食不

加增，膿亦未除，詢之所得之證，則自患中出血之日始

則凡一月矣，使投六七劑而掃除痼疾，恐病難謝不

敏也今姑用王良詭遇之法以試之如何

炒熟地 夏枯草 黄柏 紅麴

骨碎補 小赤豆 龜板 犀角

人中白 野菊花 蕾花 白朮

旱蓮草 生牡蠣 蛋炭 黄蟬

陸

肝風陽氣乘陽明之虛上冒牙肉腫痛議和陽熄風

生地 阿膠 牡蠣 天冬 茯神 石斛

旱蓮草 女貞子

沈

脉細濇入尺澤下元精虧龍旺火熾走口齒齦

口部 齒瘍

腫皆下焦之虛陽上越引火歸窟未書不過祇以形瘦滋少慮至劫陰致有瘍癰起患當預慮也原濟去廣歸附陽加山藥茯苓青鹽羊肉膠丸

胡

厥陽上衝心痛振搖消渴齒血都是下焦精損質重味厚填補空隙可冀至效

熟地四兩　五味二兩茯神二兩建蓮二兩芡實二兩山藥二兩人乳粉二兩秋石二兩　生精羊肉膠丸早服四錢

蔡

惡進穀食舌乾齦脹不飢不知味寤多寐少皆由瘧

汗嘔逆都令諸陽之升胃氣不降則不食陽不下潛則無寐肝風内襲則火升心悸法當和胃陽平肝氣肝平胃醒穀進能寐矣

知母　北沙參　麥冬　新會皮　烏梅肉　新穀露沖

胡

脉左弦數右偏頭痛左齒痛

黑梔皮　羚羊角　夏枯草花　連翹

鮮菊葉　苦丁茶　鮮荷葉邊　薄荷

張

太陽痛連顴骨耳下牙齦夏令至霜降不痊伏邪未解治在陽明少陽

口部　齒痛

連喬 羚羊角 牛蒡子 葛根 赤芍

白芷 鮮菊叶

某 陰虧體質 温熱上蒸 齒痛連及頭巔

用玉女煎

某 絡空牙宣 衄血 痰血 形寒內熱 食少 陰藥罔味姑

緩

小黑豆皮 人中白 旱蓮草 左牡蠣 川石斛

澤瀉

某 火擾巔頂 屬厥陰 項上結核 齦腫

犀角　羚羊角　元參　生甘草　知母　連翹
黑山梔　銀花　夏枯草

徐

脈細數，上焦熱，屬陰虛內熱，牙癰，臥頰車穴，閉口不能張口痛，在絡藥餌難效，擬進宣通絡脈方

羚羊角　桂枝尖　殭蠶　煨天麻　粉丹皮
黑山梔　鈎藤

汪

風熱上蒸，齦腫頭痛，當用輕清上焦

鮮蘆根　塊滑石　西瓜翠衣　生菉豆皮
連翹　銀花

口部　齒瘍

齒牙之證先究手足陽明及少陰之經再攷風火蟲與濕熱虛實之異牙齒主少陰腎牙齦主手足陽明經曰女子七歲丈夫八歲腎氣盛齒更女子三七丈夫三八腎氣平均真牙生而極長五八腎氣衰齒槁八八陽氣竭精氣衰齒髮不堅則齒去矣又云骨寒熱者病無所安汗注不休齒未槁取其少陰於陰股之絡齒已槁死不治骨厥亦然齒者骨之所終也邪客於足陽明之經令人鼽衄上齒寒足陽明之脈下循鼻外入上齒中還出挾口環唇下交承漿手陽明之脈從缺

盆上頸貫頰入下齒中還出挾口交人中左之右右之左
為病有齒痛頰腫故齒牙虛症屬少陰者多實症屬
陽明者多虛症者少陰水虧木旺龍雷上騰齦肉宣
露牙衄牙宣牙漏牙搖牙菌之類實症者陽明濕
火熱毒蘊結牙床骨槽風走馬疳牙癰牙疳牙毒
之類所以虛症治在少陰實症治在陽明此之語治齒
之大概也今摘存三十九方風火之症清解散寒之
鹹寒滋降有清肝熱而滋腎水消陰翳而制陽光有
玉女煎清陽明而填少陰甘露飲清胃熱而滲蘊濕

口部　齒瘍

清補紓毒滲濕填陰症候錯雜方法之中並治合治分治從治專治外有物用雖亦察乎專科而作之也不能出內科之範圍質之諸科細考先哲治法融會變通斯誠善矣

舌腫

常州馬　心脾蓄熱循經上冲舌本遂舌下血脈脹起

狀如小舌故名重舌宜清胃散主之

升麻　黄連　丹皮　生地　連翹

桐鄉張　痰包由心脾不和濕熱上壅生於舌下形如水泡

突而微痛鍼破出水如蛋清以二陳湯主之

陳皮　半夏　茯苓　甘草　黄連　黄芩

薄荷　生薑

外科正宗加味二陳湯即此方　生薑乃學山先生所加

口部　舌腫

也夢生草堂亦此方

青浦卜　重舌係心脾蘊熱上延舌本以致舌下脹腫有妨飲食症屬險候外用針刺以洩血肉服涼劑以解熱漫冀稍散為功

犀角　生地　丹皮　連翹　山梔　牛蒡子
淡竹葉　甘草人中黃

寶山胡　瘧包久延不愈先以天並劑法當脾腎雙補
用六味四君並進

濮院徐心脾有熱以致上腭生癰形如梅核微有寒熱此係實火宜黃連解毒湯佐以紫雪噙化此症不可妄用刀鍼

黃連 黃芩 黃柏 黑山梔 桔梗

青浦龔 舌疔由心脾火毒舌發紫泡形如豆粒堅硬作痛微心寒熱類瘧宜瀉火清心為主

黃連 黃芩 連喬 銀花 黑梔 地丁草

虎邱王 舌菌之形頭大蒂小突如蓮子狀若雞冠舌不能伸縮或裂出血仍然堅硬有妨飲食難治之

口部 舌瘍

澄也因心緒煩擾則生火思慮傷脾則生濕濕極火盛則怒芽逆叢矣今以導赤甘露飲作支持之計倘能悅性怡情勝乞靈於藥石也

犀角尖　木通　生地　知母　石斛
銀茈胡　蘭陳　甘草　黃芩　麦冬
枇杷葉　淡竹叶

震澤吳　舌上生孔細如針尖大如筋豆孔色紫黑失血如泉此係心火上炎以致血妄横行而致舌衂急擬升麻湯益榛必勝散可免腐爛之患

升麻　小薊草　生地　炒黑側柏葉
艾葉　寒水石　荷叶　茜草
附必勝散方
炒蒲黃　螺青　共研细末搽患處用鹽湯漱口
此症奇方類徧用　淡豆豉三升水二升煮沸服
一升日三服
又葛氏方　舌上出血如箸孔者用巴豆一粒乱髮鸡
子大燒研细末酒下
松江俞　心火妄動疫隨火结舌下红腫作痛生成
口部　舌瘍

痰色以清火消痰爲主

川貝母 蒲黃炭 杏仁 桔梗 蘇子 天竺黃

遠志炭 石斛 竹茹

覆方 舌下腫泡已癟惟脹痛不減火結痰涎驟難

清楚仍宗前法

陳胆星 刮橘紅 川石斛 蘇子 川貝

瓜蔞仁 車前子 蒲黃炭 射干

宜興汪 平素好飲溫熱壅蔽遏令舌腫名曰紫舌

脹脈形弦大溫燥難投且議生津滋降未識妥否

大生地 柏子仁 瓜蔞皮 石斛 車前子
枳椇子 蓮子心 葛花

甌澤金 上膈癰心脾營結所致成膿最易收口極難
延久必成多骨
川貝母 連翹 料豆 花粉 蘆根
夏枯草 甘草 桔梗 石斛

荻塘陶 舌本屬心舌邊屬脾二經營熱則舌本
作腫發為舌菌最難調治惟清涼豁疫未許
必中病機

口部 舌瘍

石斛 天竺黃 川貝 遠志 茯苓 石決明
蒲黃

梅堰邱 上腭腫痛纏綿半載形如馬乳下垂堅硬不潰係手足太陰濕熱而成延久恐鼻中流紅便難治矣

洋參 白芍 遠志炭 茜草根 川貝母
珍珠粉 石決明 蒲黃炭

嘉善張 頷下腫痛是風痰結聚防發重舌

防風 桔梗 前胡 杏仁 茅草根 荊芥 馬勃

殭蚕　牛蒡子
濾清薄　木鬱生風舌本作痛用柔肝苦泄之法
羚羊角　連翹　石決明　杏仁　夏枯草
薄荷　黑山梔　池菊
附末藥方　珍珠　牛黃　青黛　燈草灰
茶箬灰　共研細末抹患處
川沙張　舌裂起泡遇夏即發屬陰不制陽
熟地　石膏　懷牛膝　麦冬　知母　金釵石斛
武康余　舌下吊痛痛引頸角乃心脾火鬱上衝之症

口部　舌瘍

最難調治

沙蒺藜　天竺黃　車前子　遠志

靈磁石　青荷葉　懷牛膝　蒲黃

某嫗　近交秋令，燥氣臨於先，傷於上，是為肺燥之咳。然下焦久虛，厥陰遶咽，少陰循喉，況常有燥舌糜，是下虛陰火泛越。先治時病，燥氣化火，暫以清潤上焦之本病，再議。

白扁豆　麥冬　玉竹　白沙參　甜杏仁

象貝母　捲心竹叶　冬桑叶　糯米湯煎

覆方　夏熱秋燥傷津液更傷口齒咽喉受病鬱勞陰火上乘氣熱失降使然進手大陰清燥甘涼方法甚要在深秋初冬調大旨以清上實下則風熄液潤不致中厥至冬至一陽再議初復

燕窩菜　甜梨　人參　九製熟地　天冬　麥冬　黃耆皮　五味子　黑甘草　雲茯神

吳　脉弦小數形體日瘦口舌糜碎肩背掣痛肢節木麻膚燥搔癢頭目眩暈耳鳴已有數年以為燥恃積勞陽升內風旋動爍筋損液舌有壯火食氣皆

口部　舌瘍

陽氣之化先擾清血分中熱繼則營血熄乏內風
安靜勿勞不致痙厥
生地　元參　天冬　丹參　犀角　羚羊角
連翹　竹葉心
丸方　何首烏　天冬　生白芍　黑芝麻
冬桑叶　女貞子　茯神　青鹽

張氏

失血口碎舌泡乃情懷鬱勃內因營衛不和寒
熱再熾病鬱延久爲勞所喜經水當至議手厥
陰血分主治

犀角　金銀花　鮮生地　元參　連喬心
鬱金

季　老年情志不適，鬱則少火變壯火，知饑，脘中不爽，口舌糜腐，心脾營損，木火劫爍精華，肌肉日消，惟怡悅開爽，胸内鬱結可平，但執清火苦寒，非謂情志内因鬱結矣。

金石斛　連喬心　炒丹皮　冬桑叶　川貝　茯苓

接服方　養心脾之營，少佐苦降法

人參　川連　炒丹皮　生白芍　小麥　茯神

口部　舌瘡

許

厥陰少陰臟液乾涸陽升結痺於喉舌碎心境失暢所致藥無效者病由情懷中來草木凉藥僅治六氣外來之偏耳

鮮地　女貞　天冬　霍山石斛　茯神　柏子仁

楊

渴飲頻飢溲溺渾濁此屬腎消陰精內耗陽氣上燔舌碎絳赤乃陰不上承非客邪耳此乃臟液無存豈是平常小恙

鮮地　萸肉　山藥　茯神　牛膝　車前

唐

鼻煤唇裂舌腐頻與苓連然不肯已此病本經

用藥重於攻擊致流行之氣結閉不行背遏不通气

然愈甚上則不嗜飲不納食小溲頻利便必管痛三焦

皆閉神昏瘈瘲有諸

連喬心　鮮石菖蒲汁　以貝母　杏仁　射干　淡竹叶

唐

脉左沉小右弦兩足腰膝無力　舌本腫脹而頸轟

骨蒸熱瘦涎湧出味鹹此腎虛收納少權督脉不司

約束陰火上泛內風而煽久延痿厥沉痼病根在下

通奇脉以收拾散越之陰陽為法

用潛去知柏歸加枸杞青鹽羊肉膠丸

口部　舌病

何

脉沉目黄舌腫身四肢疹發胃痛肢末皆腫强遇涼飲冷即病此人伏温邪陽氣傷損議温氣分以通用行之脉（發疹舌腫能用此藥時醫不多）

川烏頭　生白朮　桂枝木　茯苓　半夏　薑汁

艾

工匯之病都是氣分氣窒則上下不通而中宫遂腹脹氣蒸灼喉舌痛蝕清氣之中必佐解毒皆受重藥之纍瘁

銀花　川貝　馬兜鈴　連翹心　川通草

白金汁　活水蘆根汁

治病先探經絡虛實如用兵先探紀律陣法臨時變化出入皆在於人内經云經脈者所以能決死生處百病調虛實不可不通夫舌者心之苗脾之本也心脾腎三經之脈俱走舌間此三經爲病最易手少陰心之别脈名曰通里循經入於心繫舌本心氣通於舌心和則能知五味矣脾氣通於口脾和則能知五穀矣心與脾雖分二竅實合爲一竅也足太陰脾脈上膈挾咽連舌本散舌下爲病有舌本强舌本痛足少陰腎之脈貫腎繫舌本足少陰腎之脈上繫於舌絡於橫骨終

口部　舌瘡論

於會厭足少陰爲病有口燥舌乾咽痛者聲音之機也懸癰者聲音之關也重舌刺舌柱以披針也膀胱移熱於小腸鬲腸不便上爲口糜故古之瘡皆從內發爲病最速性命立傾爲內科者豈能不慎重歟今輯舌瘡三十三方雖不能分條晰縷總不離手心脾腎三經心經之熱以苦寒析之腎經虛火以鹹寒降之脾經溫疫之滲濕化痰胃分血熱之清胃涼血在上焦者用藥輕清在下焦者用藥柔膩一方之中有一方之妙用先哲手澤滿紙玲瓏鄙人管窺之見理雖吳述按經索

治割裂經文而爲之論惟願高明心領神會其精
義斧削翻刊亦鄙人之大幸也

口部　舌瘡論

咽喉

蘇州張　腎陰素虧肝陽上升喉間紅腫作痛名曰喉珠證屬延綿最難速愈

北沙參　穭豆衣　烊硼砂　青鹽　蘆根　青橘葉　瓜蔞霜　黑山梔　川貝

覆方　自服藥以來胃氣頗健喉痛亦減惟痰涎頻吐總屬腎陰虧而痰涎上泛當舍標治本庶有愈期不可作喉醫治

潼沙苑　洋青鉛　真青鹽　懷牛膝　川斷

瓜蔞霜　穭豆衣　金石斛　烊化硼砂

蠡墅陸　咳嗽聲嘶咽乾舌絳無津會厭不利難耐酷暑

名曰喉癬　擬用汁法以逐之秋令生金再商調補

甜杏酪　糯米露　荷花露　梨汁　銀花露

茅根露　枇杷葉露　蔗漿

高瀉陳　乳蛾紅腫法宜清散

前胡　防風　牛蒡子　花粉　杏仁　荊芥

桔梗　甘草

黃山郎　喉痺每年反覆不痊當從肺胃清理證可

不渴矣

北沙參　麥冬　梔白　官燕　瓜蔞霜　川貝母

茯苓　烊化青鹽

南翔董　喉間點當舌底紫色此屬君火不潛虛陽上越所致脉來並年數象不可苦寒直折擬清養滋降法

北沙參　柏子仁　車前子　龜腹板　瓜蔞霜

川石斛　蓮子心　川貝母

石門田　遠年足瘍營衛兩虧陰涸於下陽熾於上以致咽

口部　咽喉

喉痛痺妨礙納穀咳嗽音啞脈來細數擬以潤降清肅議商固本

枇杷叶　竹茹　蘆衣　甜杏仁　瓜蔞霜

石斛　蘇子　川貝母

覆方　陰損三年入夏咽痛拒納潤降清肅之議聲音稍亮胃氣漸甦以開音潤肺法

桶毛粉　金釵石斛　蘇子　北沙參

蘆衣　囫圇川貝　杏仁　鮮枇杷

又覆方　清肅議咳嗆喉痛漸次平復惟是病未愈

乃血氣未充之故仿甘緩一法使陰陽和協外瘍自愈

北沙參　石斛　苡米　陳白皮　生地　麦冬
龜板　甘草　茯苓　穞稻根鬚

杭州郎　喉間痺痛濕火上升乃平昔嗜飲所致[illegible]醒酒利濕治之

枳椇子　葛花　花粉　陳皮　麻仁　石決明
槐米　茯苓　澤瀉

濮院唐氏　經漏帶下纏之腰膝痠軟乃衝任虛乏

口部　咽喉

少陽三焦之火上循於喉結為喉癬誤投寒涼痛反甚食物有礙當以溫衛任喉疾帶下可均治矣

丹參　茺蔚子　以石斛　白芍　兔絲子

柏仁　女貞子　枸杞子　以貝

嘉善張　喉痺遺洩水虧木旺當以甘涼益坎潛木

生地　麥冬　茯苓　丹皮　北沙參　黃柏

芡實　知母　柏子仁

蘇州彭　英年内虧腎陰不藏真相之火上越以

致喉間紅腫當斑密之納物不利成為喉痹最不易治又並課讀勤勞心志愈耗即施鹹降之法亦不過片時之效欲得全瘳以怡悅心神為要旨

北沙參　穭豆皮　蛤粉　官燕　柏子仁

人中白　青鹽

陳墓張　喉痹

蘇子　川貝　鉤藤　薑汁　百藥煎　馬勃

竹瀝　童便

太倉周　咳嗽喉痹

口部　咽喉

人乳粉三錢 川貝二錢 人中白三錢 梨汁送下

震澤倪 肝氣上逆 会厭不利 漸成梅核膈

代赭石 遠志炭 月石 鈎藤 百藥煎

杜橘红 蘇子 花粉

横涇王 風痰結聚咽嗌腫達於外喉间白粒形如

瑞雪名曰肺花瘡治宜清理肺热

羚羊角 連翹 花粉 牛蒡子 荆芥

薄荷 桔梗 甘草

蘆墟卞 樴濱上受咽喉腫痺樴芳名逆樴

佩蘭叶 馬勃 山梔 青蒿梗
橘竹心 連翹 桔梗

洋城沈 喉痺經年藥難奏效全恃怡情勝於苦口

枇杷葉 青橘葉 杏仁 柿子仁 花粉
北沙參 瓜蔞仁 青鹽

黎里秦 咽喉紅腫微痛不寒熱口渴此屬肝胃氣逆當以清胃平逆治之

青蔥管 新絳 元參 橘紅 薄荷 白蘆根

口部 咽喉

連翹

常熟褚　少陰之脉上循喉嚨，壹陽上亢，水不制火，喉腫如虬，時現時伏，名爲喉珠，此屬浮游之火，姑擬滋水一法，俾龍潛火熄。

大生地　懷山藥　茯苓　川貝　人中白

柏子霜　北沙參　丹皮　麦冬

周莊戚　溫病咽痛，肺胃受毒，毒從風化，宜祛風肅肺。

牛蒡子　連翹　防風　馬勃　甘草　山豆根

青浦毛　咳嗽微寒兼音啞喉痛證屬風兼伏肺法宜涼散

杏仁　桔梗　荊芥　茅根

牛蒡子　前胡　薄荷　杏仁　蘆根　山豆根

象貝　元參　甘草

唐栖桃　咳嗽咽痛風痰閉肺

山豆根　薄荷　元參　黃芩　杏仁　蘇叶

橘紅　姜汁

南潯張　咽喉是少陰循經之毒乾而不痛是為

口部　咽喉

喉痺乃外感之症未易圖治

生地 鮮地 甜杏仁 川貝母 麦冬 丹皮

茯苓 瓜蔞霜 生雞蛋清 糯稻根鬚

蘇州蔡 風溫咽痛清散為主

牛蒡子 荊芥 薄荷 杏仁 橘紅 蘇子

連翹 茅根

東山孟 咽喉腫痛形似蚕蛾此肺胃風熱久延不愈

宜辛涼清散不可過涼抑遏

北沙參 花粉 杏仁 橘紅 連翹 黃豆芽

川石斛

吴江徐 濩 乳蛾較單雖易然寒熱頭痛脈浮胸悶防發爛喉痧

牛蒡子 花粉 荊芥 茅根 前胡 苦杏仁

防風 桔梗 甘草

無錫王 按尺脈無力腎水虧損虛陽逆衝於上以致喉間腫痺舌根芒刺係少陰脈循喉嚨繫舌本俱係心火所司法擬滋水降納虛陽俾漸漸向愈

北沙參 麥冬 炙橘叶 川貝母 柏子仁

口部 咽喉

茯苓　蓮子心

附吹藥方　牛黃五厘　珍珠一錢五分　燈草灰五分

天竺黃五分　硃砂四分　川貝母一錢二分　人中白五分

青浦呂　喉蛾

北沙參　麥冬　花粉　龜板　百藥煎

穭豆皮　川貝　丹參

附迷橄噙化丸方

珠粉五分　梅片三分　瓜蔞霜五分　孩兒茶五分

月石五分　青黛二分　燈心灰五分　烏藥炭三分

橄欖炭等分，煉蜜為丸

太倉沈 陰虛喉痺

北沙參 麥冬 花粉 龜板 川貝 穭豆衣

柏子仁 元參

新市汪 真陰虛弱，津液不能上供，咽乾起燥，妨礙飲食，是為喉癬，非乳蛾候也

中生地 麥冬 花粉 石斛 玉竹 百藥煎

北沙參 柏子仁

桐鄉張 下焦陰火上灼肺金，以致咳嗽咽痛，蘊成喉癬

口部 咽喉

故宜清肅降泄法

紫菀　石斛　杏仁霜　蘇子　通草　桔梗

蘆衣　瓜蔞霜

蠡墅陳　陰火上浮喉痹妨食

沙蔘　川貝　茯苓　知母　丹皮　瓜蔞霜

宮燕　黃柏　蘇子　川石斛

安慶戴　老年肝腎液涸陽升無制結蕈喉間有翻花之勢并防失血此係內傷心志非寬解懷抱難於奏捷

製首烏 車前子 川貝 遠志 懷山藥
石決明 穭豆皮 蘆根

附吹藥方

珍珠四分 金果蘭炭五分 黃絹灰四分
川貝四分 牛黃二分 橄欖炭三分 蒲黃炭五分
青黛二分 冰片二分 共研細末

瘖 翔鮑 心脾實火被外寒所遏痰涎壅塞咽喉作瘖音啞言謇舌出不收時時攪動常欲以手捫之名爲弄舌喉風外用針刺少商內以清咽利膈爲主

口部 咽喉

連翹 薄荷 元参 大黄 防風 桔梗
荊芥 甘草 黄連 黄芩 芒硝 山梔
銀花 牛蒡子 此涼膈散加味

南京凌口內生肉球有根如線長計五寸吐之乃能納食惱之痛徹心臆此為異症治無成法議清心開竅法

犀角 連翹 薄荷 生地 丹皮 鮮石斛
當門子 甘草 人中黄

此證載奇方類編紙知用麝香當門子一錢研細開

水服之三日自消先生合犀角地黄意加以清心解毒之品云治其咽法先生胸中早有成竹何其道哉使余讀之爲之起敬

嘉興陸 咽喉生瘡層層如蛇蜕魚鱗不覺痛楚之日久有穀滴出與水飲食漸減證屬怪異卒能順候姑撤藥劑以探消息

臭橘叶 山梔 青黛 荷葉

臭橘綱目名枸橘是種爲籬籓之橘橙此證載夏子益奇疾方用臭橘叶一味煎服先生治病

口部 咽喉

每以成法成方不敢私心自用案中所云以探消息
不比今時病未看透妄書一方以探消息等語大
不相同此之案先生學有本源道和謹慎年高
德進豈壹語能余讀之赧顏汗背

本城易 肺胃蘊熱積久生痰外受風邪塞窒
會厭啞不能言痛楚異常漸漸牙關緊急證屬
至險風波莫測且先通關方能下藥
牛蒡子 射干 山豆根 防風 荊芥 炒薏仁
薄荷 苦杏仁 連翹 竹瀝

袁澤陶　風火相搏，咽喉卒然腫塞，痰涎上壅，聲如拽鋸，脉來洪數，名曰鎖喉風，非肺絕喉痺也。法擬結者開之，散者散之之義。

牛蒡子　連翹　防風　薄荷　甘草　青竹叶　桔梗　枳殼　荊芥

此之案風邪閉塞於肺，結不通，急喉風症也。治之在速，急宣肺化痰，祛風清熱，中病者十中難救二三。如拘泥不決，立刻而危，切不可信張景岳肺絕服參之謬論。豈有卒然而起有肺絕

口部　咽喉

症者乎或久病喉嗆音啞臨危起瘦肺絶尚
有一說葉天士先生景岳嘗揮言之已詳余毋
庸多瀆矣

蘇州史　下痢咽痛寒熱不渴脉來虛弱此為腎
著椒半夏甘桂湯主之
桂枝　甘草　茯苓　米仁　補骨脂
乾姜　半夏　桔梗　澤瀉
半夏甘桂湯者即仲景桔梗湯半夏散及湯茯
苓甘草湯意也腎為寒水之藏膀胱為寒水

之府土爲水之制濕著於脾土被水溢土無生長之機不得輸精於肺津液不能上承虛陽阻格不潛故不渴而咽痛也水渍於腸間而爲之痢仲景桔梗湯治喉痛喉痹取其辛滑通陽而降逆開痹苓澤米仁滲利膀胱泄表即安裏也取薑桂之溫通寒水蒸動內積之濕甘草之益土和中土旺可以制水濁陰降水去則痢可止矣清陽升津液上布則咽痛可平矣此乃少陰腎寒之方以越之洩之使其平也與少陰腎虛之方填之滋之兩相對待也先

口部　咽喉

生立方深得仲景之心訣補骨脂雖云溫腎至性固濇於見白尤一味扶土生津止痢爲醇外科必宗治虛火上攻咽喉乾燥作痛腸痰欬嘔用理中湯經驗祕方以桔梗湯加人參黄芪者名人參甘草湯治咽喉腫痛於有腫痛加生薑鎖碎錄有痛喉痛且患河魚之疾一良醫以紫雪丹裹理中丸服之二疾皆愈蓋紫雪入喉即化理中入腸而過也咽喉呼吸之要誤之最險專於喉科者臨症虛實寒熱上痛治下下痛治上隔二隔三等法三復思

之治痛立方可無遺憾焉

慈谿李　喉間窒塞六脉虛數係出水虧津失上供議以填陰鹹降之法

熟地　玉竹　人中白　百合　柏子仁　龜板

甘草　枸杞子　麦冬　雞蛋黃

句容徐　欬久不已喉痹音啞日晡寒熱脉形細數當此爍石流金之候焉得不增重也議仲景少陰咽痛法用猪膚湯主之

猪膚去淨油　二泉水　驢皮膠　北沙參　麦冬

口部　咽喉

川貝母 知母 百合 花粉 建曲 蜜

長興胡 溼熱鬱蒸於中陰涸不能上供遂致咽中乾燥窒塞脉形沈細當與開鬱洩蒸化溼之品

乾佩蘭 茯苓 陳皮 竹茹 瓜蔞皮
黑山梔 米仁 砂仁殼 川鬱金汁

某 喉痺咳嗽脉右大而長

生扁豆 麥冬 北沙參 川石斛 青蔗漿

周 怒動肝風筋脹脇板喉痺

阿膠 天冬 柏子仁 牡蠣 小麥

趙 右偏頭痛鼻竅流涕仍不通爽咽喉痛腐痦醒肢冷汗出外邪頭風已留數月毛邪混處精華氣血咸爲蒙閉豈是發散清寒可解頭巔藥餌務宜清揚當刺風池風府按藥仍以通法苟免氣血困行爲望却除宿痛

西瓜翠衣 鮮蘆根 苡仁 通草

並送蠟礬丸

陳 喉痺目珠痛吸氣短促曾咯血遺精皆除不困

口部 咽喉

守孤陽越諸竅當填下和陽

熟地　枸杞炭　旱蓮草　荊芥炭　女貞子

茯苓

李　勞怯形色奪肌肉消食減便溏益瘦喉痛知醫理者再無清咽涼肺滋陰矣病人述心事擾持病加頹出肉損關係臟真冬寒藏陽人身之陽氣升騰陰陽失交收藏失司豈見病治病耶淺之見識擾述食進逾時必有痛濁經言食至小腸變化屈曲腸間有阻常有諸矣凡湯藥氣升宜丸

劑疎補食服資生丸方列後

人參 於术 茯苓 建蓮子 五味 芡實

山藥漿丸

史

脛浮苦辛治肺咳嗆頗減咽痛紅腫塞窒既久壅而成毒嗌乾不喜飲舌邊淡不紅例清氣分佐以解毒

雞子白 青果 大沙參 金銀花 蔗漿 菉豆衣

孫

脉搏大陽不下伏咳頻喉痒暮夜為甚先從上治

生雞子白 生扁豆 玉竹 白沙參

口部 咽喉

麥冬　地骨皮

某　燥血後咳嗽咽痛音啞少陰已虧耗藥不易治

糯稻根鬚一兩　生扁豆五錢　麥冬三錢　川斛一錢五分
北沙參一錢五分　茯神一錢五分　早服都氣丸淡鹽湯送下

某　失音咽痛繼而嗽血脉來濡數已成勞怯幸賴能食胃强勿見咳治咳庶或帶病延年

細生地　元參心　麥冬　川斛　鮮蓮子肉

穞稻根鬚

范 氣燥喉痺失音少陽木火犯上

生雞子白 冬桑叶 丹皮 麦冬 白扁豆皮

孫 久咳失音喉痺

陳阿膠 雞子黃 炒麦冬 川斛 茯神

北沙參 炒生地 生甘草

毛 溫邪怒入營中心悶脇肋痛平素瘦火與邪

膠結秫米飲下咽哨脹老年五液已涸忌汗忌下

生地 麦冬 杏仁 薑汁 橘紅 炒川貝

口部 咽喉

耳病

起句曰犹然頭脹漸至耳聾正如內經病能篇所云因於濕首如裹此呃感鼻衄皆邪混氣之象況舌色帶白咽喉欲閉邪阻上竅空虛之所諒非苦寒直入胃中可以治病之名濕溫不能自解即有昏痙之憂醫莫泛稱時氣而已

連翹　牛蒡子　銀花　馬勃　射干

金汁

葛

嗔怒喧嚷氣逆火飛致喉痺咽痛食物厭惡耳前以遶肩閃刺議解少陽

夏枯草 丹皮 桑葉 鈎藤 山梔 地骨皮

吳 脉弦濇數，頸項結癭，咽喉腫痛，痺阻水穀難下，此皆情志鬱勃，肝膽於火，內風上循清竅，雖清然直降難制情懷之陽，是以頻藥勿效也。

鮮枇杷葉 射干 牛蒡子 蘇子 大杏仁 紫降香

某 燥火上鬱，齦腫咽痛，當辛涼清上。

薄荷梗 (連)翹殼 生甘草 黑梔皮 桔梗 綠豆衣

口部 咽喉

某

腎厥由背脊而升發時手足厥冷口吐涎沫喉如刀刺蓋足少陰經脈上循喉嚨挾舌本陰濁上犯必循經而至仿許學士椒附意通陽以泄濁陰耳

炮附子 淡乾姜 川椒 胡蘆 半夏 茯苓 姜汁泛丸

此方當留意切勿囫圇看過

陸

風火上薄咽痛

薄荷 連翹 射干 牛蒡子 馬勃 菉豆衣

邵　風火上乘咽痛頭脹宜用辛涼

西瓜翠衣　滑石　連翹　桑皮　射干　杏仁

汪　左脉弦數咽痛脘悶陰虛體質不耐辛溫當以理

藥暫清上焦

桑叶　生菉豆衣　白沙參　川貝　元參

川斛

徐　老勞咽疼

生鷄子白　糯稻根鬚　甜北沙參

炒麥冬　川石斛　生甘草

口部　咽喉

楊

未病陰氣走泄爲虛熾渴上受則實咽喉腫痺上竅邪蔽日暮昏煩陰傷然熾肌膏柔白氣分不足此醫藥雖宜涼解清上但不犯及中下

連翹　薄荷　馬勃　牛蒡子　竹葉心　黑山梔　杏仁　桃仁

孫

腎液不收肝陽上越巔脹流涕咽喉微痛

六味加牛膝車前五味

伍

咽喉痛痺發時如有物阻隔甚至痛連心下而晚加劇是陰液日枯肝臟厥陽化風火上灼法以柔

劑仿甘以緩之急耳

細生地　天冬　阿膠　生雞子黄　元參心

穭稻根鬚

陳

陰陽交盡營衛欹斜為忽冷忽熱周身骸骨皆痛百脉皆損秋半天氣已降身中氣反泄越汗出喉痺陽不入於陰臥自為動搏耳夫咽喉之患久則喉痺不宜妨於受納最不易治遵少陰咽痛例用猪膚湯旬日喉痛得緩對證轉方

張

陰損三年不復入夜咽痛拒納寒涼清咽反加泄

又

須知龍相上騰而電光火灼雖傾盆甚雨不能撲滅必身中陰陽和協方息此草木無情難效耳從仲景少陰咽痛用猪膚湯主之

陰涸於下陽熾於上爲少陰喉痛乃損怯之末傳矣用猪膚之甘涼益坎有情之屬而效今肉腠消爍殆盡下焦易冷髓空極矣何暇以痰嗽爲理議滋膩之補味鹹入腎可也

牛骨髓　羊骨髓　猪骨髓　麋角膠　各四兩

用建蓮肉五兩山藥五兩芡實二兩同搗爲丸

某氏　氣逆壅塞於上，齦腫喉痹，胸悶腸腫，七月太陰司胎，法宜宣化清上。

連喬　蘇梗　川貝　杏仁　花粉　前胡　橘紅　牛蒡子

口部　咽喉

爛喉痧

青浦沈　風熱伏於肺胃以致喉間紅腫作痛寒熱脉數治宜辛涼防成爛喉痧

羚羊角　連翹　杏仁　薄荷　元參　馬勃
牛蒡子　象貝　山梔　蘆根　鮮生地

太倉查　咽痛發痧四日不解是爲爛喉痧擬清透法

牛蒡子　防風　杏仁　前胡　蟬蛻　淡豆豉　荆芥
桔梗　馬勃　茅根

附洗足方　青葱管　紫蘇梗　葱湯薰洗兩足

光福王　溫邪内伏病發不透咽喉痛腐宜清肺胃
之熱
甘草　葛根　杏仁　荆芥　牛蒡子　馬勃
前胡　桔梗　淡豆豉　大豆黄卷

許墅關蒋　時病寒熱不解又增喉痛防其腐爛熱
邪内陷之象姑與清理
根生地鮮取　大豆卷　黄芩　天竺黄　元參
牛蒡子　馬勃　銀花　甘草人中黄

南翔陳　素有喉痺又感風溫風乃天之陽氣溫乃

化熱之邪兩陽熏灼蒸騰上甚以致喉間腫腐成為爛喉風按脉浮數熱勢必盛擬祛風化疫法

防風　杏仁　薄荷　葛根　馬勃　前胡　茅根

桔梗　牛蒡子

口部　咽喉

朱

疫癘喉痧

疫癘穢邪從口鼻吸受分布三焦瀰漫神識不清不是風寒客邪氣僅停滯裏症故發散消導即犯劫津之戒與傷寒六經大不相同今喉痛丹疹舌如硃神躁暮昏上受穢邪逆走膻中當清血絡以防結閉然必大用解毒以驅其穢必九日外不致昏憒寔其邪去正復

犀角　連翹　生地　元參　菖蒲　鬱金

銀花　金汁

口鼻　咽喉

批　疫毒口糜丹疹喉啞治在上焦

犀角　銀花　元參　連翹　金汁　鮮生地

石菖蒲　至寶丹

譚　口鼻吸入穢濁自肺系漸干心胞初病喉痛舌燥

最怕竅閉神昏之象疫毒傳染之症不與風寒同

停滯同法

元參　連翹　鬱金　銀花　石菖蒲

靛葉　射干　牛蒡　冲入真白金汁一杯

顧　平昔腸紅陰絡久傷左脇下宿痞肝家風氣易

結形瘦面青陰虛陽易冒血絡不得凝靜諸陽一并遂為厥衝氣自下犯胃為呃忘似蓄血如狂奈脈細勁咽喉皆痛真陰枯槁水涸無有風木大震此剛劑強鎮不能熄其厥冒耳

生鷄子黄一枚 真阿膠二錢 淡菜五錢 龜板五錢 童便一杯冲

某氏 氣逆壅塞於上齦腫喉痹胸悶腹脹七月太陰司胎法宜通泄清化宣上

川貝 牛蒡子 連喬 蘇梗 杏仁 花粉

口部 咽喉

某　葡芼　楊紅

喉瘰痛未愈下疳有漏時有夢泄

炒熟地　麦冬　魚線膠　黄明膠　地骨皮

人中白　山藥　湘蓮

鱉一个泥塗煅存性研末共前藥末生鷄子清為丸

某

喉痛原屬少陰今痛止而猶腫左關弦滑陰虛有火

并挾濕瘦須滋水化源佐以清濕之品

熟地　山藥　茯苓　澤瀉　珊瑚　濂珠

辰砂　燈心　人中白　石决明　阿膠化開和

某　脉弦數尺獨大咳而喉痛失音乃數載失紅之後乎陰虛火炎不可言喻矣唯有至靜之品引陽潛入陰中庶近內經之旨然須作靜養工夫使陰秘陽密得坎離相交之力爲妙

熟地（海石粉拌炒）　金石斛　北沙參　茯苓　麥冬　生白芍

某　素有喘症形氣怯弱咽痛不腫時咳此新感風温在肺氣不下行尚宜清降

桑葉　白沙參　塊茯苓　川貝母　杏仁　南棗肉

口部　咽喉

咽喉乃竅則一乃路兩歧經曰咽喉者水穀之道路也咽喉小腸者傳送也喉嚨者氣之所以上下者也又曰天氣通於肺地氣通於嗌喉為肺之系咽為胃之系天之風寒暑濕燥火從喉入肺地之臊焦香腥腐從咽入胃也以此悟之喉者主氣之上下由肺入心由心入脾由脾入肝由肝入腎貫通五藏之而不泄使呼吸者也咽者水穀之道路由咽入胃由胃入小腸化糟粕泌水穀分入膀胱大腸貫通六腑泄而不藏使傳送者也以此釋經文咽喉顯然兩條矣內經三陰三陽精任外

有喉症先以經義述之於前再以治法著之於後庶幾臨症猶有把握經云足陽明之別上絡頭項合諸經之氣下絡喉嗌其病氣逆喉痺瘁瘖足陽明其支循喉嚨其病頸腫喉痺手陽明為病頸腫口乾喉痺手陽明少陽厥逆發喉痺嗌腫喉痺不能言取足陽明能言取手陽明三焦手少陽也是動則病嗌腫喉痺邪客於手少陽之絡令人喉痺舌卷口乾少陽司天三之氣喉痺目赤善暴死少陽司天客勝則丹胗外發喉痺頸痛嗌腫膽足少陽也肝中之將

口部　咽喉

也取法於胆咽爲之使 手太陽脉入缺盆循咽下膈爲
痛有嗌痛太陽在泉寒淫所勝民病嗌痛頷腫足
太陰之脉上挾咽連舌本爲病有舌本强舌本痛太
陰在泉嗌腫喉痺太陰之勝喉痺項强厥陰所謂甚則
嗌乾熱中者陰陽相摶而熱故嗌乾也足厥陰之脉循
喉嚨之後爲病有嗌乾 手少陰脉出心系上挾咽爲病
有嗌乾足少陰之脉循喉嚨挾舌本爲病有口熱舌乾
咽腫嗌乾及痛少陰司天嗌乾腫上嗌乾口中熱如膠
取足少陰邪客於足少陰之絡令人嗌痛不可内食

無故善怒衝任之脈起於胞中循背裏爲經絡之海循腹上行會於咽喉絡於唇口督脈爲病嗌乾三陰三陽及奇脈皆有咽喉之疾十二經惟太陽行腦後背其餘皆湊咽喉内經獨云一陰一陽結謂之喉痹者何也少陰君火一陰也少陽相火一陽也因指火而言之也君火者太陽離宮之火也相火者龍雷坎宮之火也手少陰心脈挾咽足少陰腎脈繫喉嚨三焦爲水火之道路乃於二火兩道相通坎離既濟水火平均何咽喉害若疾病二火獨勝氣熱火結三焦道路閉塞降不

口部　咽喉

能上乘陽不能下降氣熱則結結則腫腫則痺痺甚
則不通而危矣咽喉外症頭緒紛繁治法總不出虛
實兩字而已外來之火爲實內生之火爲虛有餘
之火爲實不足之火爲虛夫外來之邪爲實即風熱
犯上溫疫流行治之在急緩則傷人外來暴熱不
傾盆暴雨熱勢難消治法不出辛涼解散鹹軟化痰
外疫癘喉痧並宜洩濁解毒驅穢爛喉痧辛涼解肌
清透化熱風火鬱結之清解涼解急喉風纏喉風痰
外槐鎖之通關化痰開鬱單乳蛾雙乳蛾解清消養

此治外邪之大概也内生之火為虛寒氣滯結其陽閉腎虛陽畜雷電上騰若不離照當空陰霾不能消散龍雷斷難潛伏治法故以熱藥導之也如骨著不渴咽痛之半夏甘桂湯心事操勞陽氣升騰之人參坎炁腎厥喉如刀刺之率事椒附湯此治内生之火大概也有餘之火為實何也或酒溼熏蒸肝氣鬱遏厚味壅熱皆有餘之火也祇能因其痛而治之如嗜酒太過之醒酒利溼心脾積熱痰涎壅塞弄舌喉風之清咽利膈溼熱鬱蒸津不上供之開鬱洩蒸嗔怒喧嚷

口部　咽喉

氣火逆兜之疎解少陽氣逆壅然喉痹腫脹之宣
化清上等法皆治有餘之火大概也不過之火爲害何
也或久咳喉啞喉癬喉痹喉蕈喉瘰等是也如水虧
木旺喉瘰之甘涼鹹寒喉間點蕾舌底紫泡之清養
滋降瘍症氣血未充喉痛之甘緩和陰經漏帶
下喉癬之填補衝任莫年因虧君相上越之寒鹹滋
降水不滋火喉腫如蚓之滋水潛陽老年喉蕈翻
花之心腎並治陰不斂陽久咳音啞之豬膚粉蜜陰
涸日枯厥陽化火之地黃阿膠然入營中高年涸

之甘涼善降此等皆治不足之火大概也鄙愧愚昧妄列四條再以喉癬會厭不利之花霧羅楊梅核膈之理氣鎮逆逆肺花瘡之清理肺熱肝胃氣逆之清胃平逆口生肉球之清心開竅喉中如蛇脫魚鱗之臭桑葉鼻弄塞咽喉痛腐之中灕礬九精髓窒極喉痛之豬羊牛髓糜膠厚膩填精膈紅厥衝喉痛之雞驢龜陵甘介類潛陽此等者乃法中之變化也先哲用草靈活難窺至與隨方敷衍略而述之質之高明細心悉研究考博羣書求然加意搜求咽喉方法金針

口部　咽喉

瘖度此篇不但他科專於喉科治法無餘蘊矣

聽鴻集案　利

外部　流痰　背部　發背　肩臂部　石榴疽　肩疽　纓疽　魚肚發

乳脇腹肋部　乳癰　乳巖　脇癰　腹癰　肋癰

腹部　小腹癰　腹皮癰　臍癰　臍漏　二陰部　前陰　子癰　囊癰　肛漏

股腿脛足部　環跳　膝脛足脚氣　足指脚氣　痔瘡

外部

流疫

宜興張　高年營血不足寒疫滯絡右臂漫腫無頭皮色不變此屬流疫和營化疫法

歸身　羌活　橘紅　瓜蔞　土貝　白芥子

薑半夏　獨活　鉤藤　桑枝

覆方　流疫根盤漸收疫亦稍減肋痛依然乃高年血虧不能營養經絡所致再擬和血消疫順氣之法

外部　流疫

歸身　半夏　川斛　枸杞　旋覆花
鈎藤　橘紅　新絳　青葱　天花粉

平望俞　氣阻流痰由肝肺兩經受傷以致胸肋刺痛不时氣逆治宜理肺和肝佐以化痰冀氣鬆機以免遺毒之患

春柴胡　青皮　旋覆花　枳殼　桑叶
半夏麯　烏藥　廣木香　蘇梗　通草
鮮佛手

無錫時　勤勞不節並受六淫之氣血脈凝濇成

疑是藉字

為流瘦脈芤濇背臂癰瘡皆屬逆證勿輕視之

附子　兔絲子　石斛　廣皮　紅花　丹參

杜仲　木瓜

覆方　病情前述今不贅述今脈形皆見盡露形跡

旋維難知再擬生脈散意以冀吉人天相

北沙參　川石斛　杭白　穭豆皮　穀芽

五味子　麥冬

寧波韓　陰盡因熱而耗盡損流瘦脊椎六七節

骨形突起已現瘡勞之象收功難許

外部　流瘦

人參　白芍　北沙參　黃耆　鱉甲
料豆　川石斛　浮小麥

濮院朱　手腕流痰○
黨參　丹參　川貝　川斛　棗仁　茯神
杞紅　黃耆　浮淮　陳小麥

楊州王　腰痛已久○按之有塊○防成虛損流痰○
鹿骨　杜仲　當歸　黨參　兔絲子　續斷
製首烏　懷牛膝　枸杞子　胡桃肉

青浦龐　痛從背起○容邪乘入○肩背漫腫作痛○

此屬流痰,一經潰破,計月可愈也。
雲茯苓　金釵石斛　洋參　黑料豆　木瓜
鱉甲　橘紅　沉香　大豆黃卷

松江任　勞傷筋骨,痠痛不已,延久必擲流痰頑證。
鹿角霜　木瓜　續斷　廣橘紅　杜仲
原江芪　茯苓

滸墅關范　寒濕傷營,脈來弦澀,誠恐流痰漫起。有根之病,一時難效。
茅朮　廣皮　草薢　茯神木　秦艽　葛根

外部　流痰

苦參 絲瓜絡

作浦王 重感時邪。致背貼骨流瘻。但年小病重。恐難勝任。法當溫通氣血爲記。

枸杞子 廣木香 廣皮 蘇梗 丹參

半夏曲。鈎藤

金華周 流痰腫堅且硬。日漸長大。皮色不變。起有兩月餘。此係本原不足。風火挾痰互結而成。治之最難消散。

鱉甲 夏枯草 昆布 茅菇 青蒿 桑葚子

海浮石　象貝

七

保栖　三陰虛弱氣機有阻以致左腿漫腫形如覆盆成為盡損流痰延綿半載肌肉消瘦節骨突出已入瘡勞之途癆之候姑擬毓陰聊作保持之計

北沙參　鱉甲　黃耆　黨參　女貞子

牡蠣　炙桑葉　沙蒺藜

陽

春孫　肉股流痰

柴胡　青皮　土貝　粉甘草　半夏麯

廣皮　連翹　忍冬藤

外部流痰

黄浦宣　流痰
鹿角霜　廣皮　土貝　連喬　青皮　當歸鬚
生牡蠣
湘潭王　先斷脊梁，漸發流痰，勢必潰膿，乃素
係本原虧怯，痰從氣滯而作，診得脈來細數，胃氣
呆鈍，漸入瘡癆之例，知難治之證，莫斯為甚。
黨參　茯神　焦神麯　鱉甲　川貝母
白术　料豆　川石斛　扁豆　大豆黄卷
吴江唐　流痰由肝腎所致，木腫堅硬，遷延失治，且

每反覆一經潰破，非計月所可愈也。

黄耆　橘皮　川石斛　杜仲　黨參　川貝
甘草　川續斷　煅牡蠣

柳橋陳　勞傷氣血，致患流痰，正虛邪實，以消為難。

黨參　黄耆　杜穀芽　川石斛　棗仁
茯神　宣木瓜　青藿梗

覆方　脉數身微熱，胃氣困憊，急須扶正，冀其潰後胃氣甦醒，再圖變通，方有回生之路。

黄耆　黨參　料豆　五味子　炙鱉甲

外部　流痰

棗仁　白芍　川石斛

蘭溪朱　寒熱胸悶飲食漸減左肩漫腫作痛防生流痰

半夏麯　枳殼　木瓜　石斛　鈎藤　沉香

茯神　絲瓜絡　川貝

震澤范　流痰已潰破之難愈

建麯　蘇子　沉香　枳實　砂仁　柴胡

橘皮　烏藥　川石斛

宛平郝　氣血有虧濕痰滯絡左腿漫腫作痛

皮色不變此爲流痰宜補元滲濕佐以消痰

黨參　炙黄耆　陳皮　半夏　木瓜　丹參

青木香　土貝　川石斛

覆方　痛緩腫減頗有消也

黄耆　黨參　赤苓　炙朮　陳皮　土貝

青木香　川石斛

青浦氏　流痰發於腰下此屬氣血法宜通導

老蘇梗　查炭　陳皮　鈎藤　沈香

瓜蔞皮　橘葉　青皮　大麥芽

外部　流痰

杭州金　先已脊斷繼背流瘀內膿郁以聽其自
破係先天不足所發則論證參脈見象極虛
從乞靈丹藥誠恐無補
北沙參　川石斛　廣皮　鱉甲　川貝母
淮山藥　白芍　木瓜　扁豆

東山席　環跳漫腫隱痛遷延已久此三陰虛滑
痰濕滯釀成虛損流痰不可使潰潰則難痊
洋參　石斛　地骨皮　秦艽　川貝母
料豆　棗仁　蔻青

金澤淩　素積流痰，破經旬日，膿流，脈數，背熱蒸蒸。盜汗淋漓。胃陽困頓，亢陽無制，又值酷暑之令。久病之軀，支持不易。且擬和胃涵陰，以博轉機。

人參　川石斛　黃耆皮　橘白　穀芽　料豆

五味子　小麥　大豆黃卷

覆方　胃氣稍甦，盜汗略減，身熱得減，甚屬佳也。惟脈來仍數，膿色原濃，肢節痠爽，伸縮不便。未免津液消耗。當仍陰陽並顧，再候轉機為妙。

人參　黃耆　製首烏　鱉甲　銀柴胡

外部　流痰

棗仁　甘草　以石斛　穭豆皮

上
囊郭流痰漬久，臨水淋漓，津液日耗，脈診得左脈
関弦而細，兩尺無神，甚屬虛虧，枯槁補元，徐圖收效。
製首烏　以貝　北沙參　珍珠粉　料豆
女貞子　茯神　丹參

黃
柏坡手骨蒸鼻衄而患流痰，已屬虛損之候。一
經潰破，便難調理。
北沙參　以斛　鱉甲　青蒿梗　銀柴胡
橘白　以貝　穭豆衣

朱家角范　流痰潰破在四直補托並施

熟地　黨參　川續斷　白芍　歸身　棗仁

黃耆　左牡蠣

興化沈　背部漫腫色白頭數不一症屬流痰脈

來細軟盜汗不止正虛邪實急須補托潰則難斂

難收功庶可徐圖收功

鹿角尖　棗仁　川斛　黨參　枸杞　五味子

橘白　大麥冬　炙黃耆

青浦方　流痰繞臂漫腫潰頭不一形脈皆虛從好

外部　流痰

調治還須靜養收效之期以待來年

黃耆　米仁　赤苓　穀芽　車前子　橘白

白朮　川斛

湖洲凌　三陰瘧愆腹痛脊背漸高恐變流痰以平

托治之令其消散

生白芍　穀芽　查核　料豆　生鱉甲

川石斛　麥芽　藿梗　青蒿梗

青浦柳　素喜膏粱厚味聚於中濕困於痺脾

阻經絡始起左肩臂痛繼則下引腿足痠楚且

雖伸縮昨因鍼刺後痛勢稍緩頃診脈象右手細軟左手弦細並數似屬氣血兩虧痛久必流痠擬養血和絡佐以清熱之法

枳椇仁 茯神 木瓜 青木香 桑椹子

丹參 廣皮 煨葛根

陳墓嵇 雖年弱質左膝腫痛步履艱難有流痠之慮宗大筋軟短小筋弛長之法為治

北沙參 秦艽 丹參 菟絲子 廣皮

懷牛膝 鉤藤 杜仲 左牡蠣 茯神木

外部 流痠

太倉朱　流痰發於背脊及環跳兩處勢在作膿法

擬補托

黨參　棗仁　以斛　牡蠣　淮小麥　黃耆

白芍　鱉甲　料豆

青浦錢　短氣流痰

宣木瓜　鈎藤　以石斛　白蒺藜　蘇子

藿梗　橘白

膏方　煨木香　丹參　木瓜　半夏麯

穀芽　杜仲　以續斷

長安馬　流痰脉弦濇營陰虧損議以和營化痰

蒺藜子　桑椹子　鈎藤　川石斛　生白芍

附洗前方　全當歸　五加皮　川芎　紅花　木瓜

艾絨　萆薢　獨活　桑枝　青木香

蘇州孟　寒濕久延膝眼腫痛膝為筋之府絡屈而絡伸係血虚不能榮養筋絡經脉空虚寒濕著於肉裏防發流痰先擬疏解嗣商和益營衛

羚羊角　川石斛　新會皮　青蒿梗　茯神木

忍冬藤　大豆黃卷

外部　流痰

青浦曹　期門穴漫腫作痛脉象滑乃肝膽蘊熱
濕痰凝滯而成難以消散
天竺黃　川貝　鈎藤　絲瓜絡　陳皮
枳椇子　茯神
膏方　蘇子　天竺黃　茯苓　真橘葉　川貝
新會皮　川石斛　絲瓜絡　黨參
原邱郎　三陰虧損患此不已脊梁漸曲如弓環跳
形腫如槐皮色不變已成流痰患證但期無潰
爲吉潰則元氣愈虧便難收效矣

製首烏　鱉甲　釣藤　桑椹子　川石斛

茯神　川貝　料豆皮

覆方　流疫高腫，緣正虛邪實，勢必潰破、後損怯堪虞，議毓陰補托法

金石斛　黃耆　洋參　扁豆　川貝　五味子

茯神　棗仁　牡蠣

沈　年歲壯盛，脘有氣瘕，噯噫震動，氣降乃平。流疫未愈，暈九腫硬。今入夜將寐，少腹氣衝至心，竟夕但寤不寐，頭眩目花，耳內風雷，四肢痠麻，痺肌膚

外部　流疫

如刺如蟲行此属操持怒勞內傷乎肝致少陽上
聚為病厥陰下結為疝衝脈不靜脈中氣逆混淆
氣燥化火風陽交動營液日耗變乱種種之患是肝風之
害非攻消溫補能治惟以靜養勿加怒勞半年可望有
成

阿膠 細生地 天冬 茯神 陳小麥 南棗肉

診脈數左略大右腰牽绊足痿五更盜汗即醒
萬
有夢情慾則遺自病半年脊椎六七節骨形突
出自述書斎坐卧受濕若六淫致病新邪自解驗

色脉椎病是先天稟賦原怯未經充旺肝血腎精受伐致奇經八脉中乏運用之力乃筋骨間痛由應精血之損傷也

人參二錢 鹿茸一錢 炒杞子三錢 當歸二錢 舶茴香一錢炒黑 紫衣胡桃肉兩枚 生雄羊內腎二枚

流痰者方書皆云流注流者流行注者住也人之氣血與天地合同周流不息循環無端內經云天宿失度日月薄蝕地經失紀水道流溢經絡不通五穀不殖民不往來巷聚居邑則別離毒氣血猶

外部 流痰

逆氣滯血壅則生癰腫以癰疽概而言也氣血注而為癰昔之定處隨在可生八九四五二三塊不等之穴可以立名故曰流注先哲已有深意焉吾吳中皆曰流痰更有精義人之津液灌溉肌肉經絡筋骨之間如天地之水無微不及遇隙即入遇壑壑即歸一有壅滯阻而不行經脉濇而不通衛氣歸之不得還反肌肉脉絡骨節骨空等處一有空隙之處津液乘虛滲入如水之遇隙而入遇壑而歸也如海道迴蕩之處蓄則淤結為痰氣漸阻血漸淤

流疫成矣疫阻於皮裏膜外氣分肉分之處無血肉化膿有形可憑即成疫塊疫疱疫核疫癧等症疫滯於肌肉筋骨骨空之處無形可徵有血肉可以成膿即爲流疫附骨陰疫等症況流疫一症脾虛濕痰凝滯最多或病後餘毒稽留肌肉之內或感受寒氣襲於經絡之中或因氣阻或因血凝以致正氣陽氣宣通隨阻隨散正氣虛經絡脈澀滯隨注隨纏屢發屢止或潰或愈雖云外證俱從內生爲內科者不得不究心焉立方無一定章程何也天有寒暑地有燥濕

人有虛實病有新久部位有上下之分經絡有臟府之別年有長幼强弱症有陰陽淺深今數百方中採擇妥善醞正之方四十九首用藥總之不同寒者溫之熱者清之虛者補之堅者軟之結者散之損者益之氣滯理之血瘀行之癥瘕消之隨時施治隨證變通如作文之平淡奇濃諸法悉備潛心契默滿紙玲瓏開闔活靈動之法門化拘滯偏執之津梁也質之高明勿以平淡而忽焉

背部

發背

山東王 心火妄動痈發於背所慮瘡不起發形勢平塌法當因外疏通使毒氣分洩庶不内陷

黨參 茯苓 甘草 赤芍 地丁草

黄芪 杜仲 銀花 角針 連翹

同里朱 年逾六旬背疽大逾徑尺殊屬駭人耳目幸脈數有力瘡亦易脫確爲順候調補得宜指日可愈

背部 發背

黄芪　茯苓　遠志炭　甘草
川斛　首烏　川貝母　銀花

金澤衛　背部平塌，堅硬不化，此屬陰候，法擬助陽補
托，以冀回陽潰膿。

黨參　枸杞子　遠志炭　石決明　黄芪
陳皮　草節　皂角針

常熟秦　背外癰，氣分大虧，所以膿不甚多，脈來細
軟，高年得此，決非輕候。

黨參　冬朮　黄耆　官桂　皂角針

熟地　茯苓　甘草　筍尖　淡蓯蓉

萬徽尤　耄年忽發背疽但腫不紅此血氣衰弱之徵
非速愈之症也姑擬補托以進之再察端倪

黨參　茯苓　當歸　銀花　青蒿梗

黄芪　玉竹　甘草　角針　六一散

上海姜　背疽便閉尚未化腐成膿不甚焮腫慮傳
陷變治宜開泄兩陽以冀腫高毒化爲轉機

羌活　廣皮　厚朴　遠志炭　防風

青皮　藿梗　扁豆叶

背部　搽背

接服方

馳地　沉香　廣皮　白蔻殼　炮姜

艾絨　紅花　藿梗

橫痃岩

勞力之體，風餐露宿，歷中六淫之氣，襲痼於背，平塌不起，寒凝胸悶，此乃邪毒內閉，法擬祛邪化毒，可望旦夕取效。

青蒿梗　遠志肉　黃耆　廣皮　白蔻殼

六一散　紅花　甘草　銀花　皂角針

天花粉

木瀆翁　肝氣內鬱不舒　鬱久內熾致發背疽　肉色紫暗不紫　堅硬漫腫不痛　無膿　破底空而形如割鱔首　發能應不一　此乃肝陽受傷甚矣　治之棘手　殊費調停

沉香　青皮　遠志肉　石決明　廣皮

甘草　鉤藤　赤蘆梗　半夏麯

末藥方

硃砂　珠粉　牛黃　川貝　蒙石粉

丹陽潘　胸悶不舒　脾不健運　乃生背疽　根腳走

背部　發背

散漫外皮雖腐肉堅不潰膿血腥穢不禁納少口燥
此屬脾土困敗脾主肌肉乏生化之源姑擬培養脾胃以
食進腫消為泰兆
人參　茯苓　金石斛　苡米　穀芽　黃芪
甘草　川貝母　廣皮　筍尖

青浦葛　年逾七旬之氣已虧背疽陰陷不起
殊為可慮
製附片　黨參　茯神　角針　黃芪
鹿角霜　枸杞　廣皮　甘草節　遠志炭

平望呂　背疽伏隱神怯脈軟溺痛淋瀝乃陰虧陽微
溫邪與敗精俱陷也法擬滋腎兼意治之未許必竟
中機
圓桂　熟地　琥珀　淡蓯蓉　甘草梢
黃柏　黨參　茯神　升麻炭　萆薢

八圻鄭　疽發於背上至肩脊下連腰脇腫如瓜形頭如
蜂房者十餘處根脚洪大尚在於證合可爲順也擬托
理清毒主之
細生地　甘草　銀花　角針　赤芍　生黃芪

背部　發背

東參　丹皮　土貝　蔔炭

崑山馮　背疽形如覆盆，始以忽視，遂致燎原莫遏，脈來細軟無力，膿腐雖脫，界限未分，蜂窩未透，胃氣欲鈍，此屬陰虛，府陽易困矣，勉以撐助陽化毒，納食胃健為轉機

黨參　廣皮　紅花　枸杞　鹿角炭

黃耆　川貝　半夏　蔔炭　遠志炭

覆方　界限未分，蜂窠已現，膿腐略脫，按脈雖細有力，似有鬆化，但胃氣未健，疽色深滯，乃毒邪深固，驟難

載之使出所設舟在波中昏帆未定也何議温托以坐俟靜有加方是佳音

鹿角尖 生黄芪 炙黄芪 菟絲子 茯神
潞黨參 棗仁 半夏 廣皮 砂仁
鮮穀芽露代水煎藥

再診方 腫脹毒化腐脱新生飲食較前增納是爲順候矣

人參 黄芪 茯神 歸身 半夏 甘草
菟絲子 枳椇 砂仁 花粉

背部 發背

嘉善何　搭手疽潰沖突高腫上至肩項下連腰脇腐
脫成洞膿流作孔形如蓮子潰雖半背尚屬順候擬法
化中寓以補法
黨參　甘草　穀芽　陳皮　花粉　黃芪
銀花　土貝　赤芍　白朮

青浦褚　對心發背至緊極重所幸藜藿素居可
卜慶生有地
黨參　紅花　白蔻殼　陳皮　遠志　羌活
青皮　石決明　角針　蒼朮

周莊戚　年逾六旬搭手痛不能高聲歎雖腐而膿未成洩神識昏憒有內陷之地姑擬清理托毒以參消息

羌活　新會皮　藿梗　筍尖　石決明　甘草

遠志炭　大皮　蔻殼

覆方　瘡形得起神識清是乃佳兆惟皮色不變根脚不潤膿毒未見蒸化邪毒留戀於內必須溫補化毒方有鬆機

黃耆　首烏　砂仁　遠志　鹿角片

甘草　杞子　茯神　白芍　新會皮

背部　蓮子發　對心　搭手

霞舟方　新肌已露腐亦去脱之氣已虧宜慎調理
黨參　黃芪　歸身　五味子　茯神
白芍　砂仁　製首烏

方基袁　腎俞瘰由腎精虧損而成喜其紅活高腫
此為順候擬養榮湯主之
黃耆　茯苓　白芍　白朮　陳皮
北五味　遠志炭

青浦唐　下背疽平塌不起法宜溫化以資精机
沉香　陳皮　黃耆　炮姜　蒸青　枸杞　紅花

甘草　遠志炭

周莊錢　背瘡半腐半斂　根脚紅暈　防潰丹毒
切勿輕視

黃耆　棗仁　陳皮　川石斛　砂仁
茯苓　甘草　荷梗　淮山藥

南翔張　搭手腐未盡脫　毒尚未清　誤投溫補　以致
寒熱昏憒　幸赴丹毒　不致內陷　擬清解營分

忍冬花　赤芍　白芍　花粉　連翹
粉丹皮　犀角　山梔　紫花地丁　生地黃

背部　背俞　下背瘡　丹毒發　肩井發

楓涯池　肩井及外服兩處背痛頸難腐而衰未
浼甚以紅痛不減又是紅腑腸痛以重胃減漸軟
此皆暑濕之邪內干脾胃外留經絡所致擬清暑和中
并宣托毒
黃耆　赤苓　米仁　藿梗　遠志炭
陳皮　甘草　六一散
背中屬督脈兩傍屬足太陽脈督脈從尻骨以上行
背脊中直上巔頂足太陽脈從目內眥上額交巔至耳
上角從行下項循肩髆內分二道一道俠脊傍開寸半

抵腰中從腰下貫臀入膕中一道從肩髆下俠脊傍開三寸下過髀樞循髀外合膕中至足小指外側而終五藏六府之俞皆在脊之兩傍足太陽之部位發背生於正者易治生於偏者難治正者督脈為十二經之統脈自下而上主一身之陽屬陽證者多氣血上衝易起易發偏者屬足太陽脈為六經之首領北方寒水之位自上而下氣血下流屬陰證者多易陷易塌又蓋藏府之俞皆在其間背疽者皆由內而外發五藏根本皆係繫於背唐太宗有免鞭背之刑背上受傷關係藏府

背部　發背

肺俞在第三椎生於上者則傷肺心俞在第五椎肝俞在第七椎膽俞在第八椎生於中者則傷心氣肝脾俞在第九椎腎俞在十二椎生於下者則傷脾與腎汪省之曰背疽令患者兩手上下左右摸之搭着者以搭手治摸不着者正真發背余以兩手摸之滿背皆搭着豈滿背俱是搭手而無發背矣發背者背疽之總名也搭手對心對臍腎俞蓮子蜂窩樑眼者背疽之別名也臨證之時先驗其偏正上下左右部位即知屬於何臟再思其發於何因或陰虛火盛或醞

泌厚味或怒欝或房勞或丹石熱毒或風寒滯絡再辨其證之陰陽虛實紅活黯滯高突陷塌再診脈之虛實人之肥瘠胃氣强弱神識清爽煩悶昏憒天時寒暑内外兼參細心玩索隨證立方循理用藥臨時施治辨症明了如能變、入化巧自生矣今輯二十七方管窺之論存待高明之士更從而正之鄙人之願足矣

背部

發背

肩疽

丹徒黄 肩挑傷絡瘀滯痰毒與風湿治法不同

柴胡 連翹 橘紅 青皮 歸鬚 半夏麯

土貝 甘草 木瓜 丹參 桔梗

肩疽生於足少陽膽經負重氣血滯結而成先生

用藥從少陽進步所謂引經之藥也

渠疽

休寧倪 腋下堅腫痛引乳絡由包絡血虚氣鬱而成

名爲渠疽月餘不潰頗屬頑證

肩臂部 肩疽 渠疽

黨參 遠志肉 川貝 黃耆 川石斛
茜草 夏枯草 丹參 白芍 荷葉蒂

魚肚發

青浦顧 臑後垂肉焮腫赤色名魚肚發擬行瘀化毒
紫胡 桃仁 厚朴 杏仁 青皮 桔梗 橘皮

江枳殼

魚肚發生於心經之青靈穴

石榴疽

太倉邱 少陽相火與外風相搏肘尖患瘍名曰石榴疽

以菊花清燥湯主之

生地 當歸 甘菊 麥冬 黃芩 川芎

白芍 知母 甘草 柴胡 升麻 土貝

地骨皮 犀角尖

肩臂瘡疽甚多有羣書可考縱不出癰疽治法如治傷寒不出六經溫熱須辨三焦外症亦然今採四方一經之症皆有引經之藥隨症加之使發散托裏誠恐無益

長興周某之子臂生疽經年膿水不乾寒熱身骨

肩臂部 魚肚發 石榴疽

所食米粒漸有從瘡中出者奄奄待斃余為內托外敷所服末藥從瘡口出繼而膿漸減少所出碎骨皆膿結成出矣之後肌肉日長口收痂結而愈

乳脅腋肋部

乳癰

光福徐　右乳紅腫作痛脈數有力此乳欲作膿也擬神效瓜蔞散

全瓜蔞　連喬　漏蘆　楊柳　土貝　蒲公英　甘草　銀花　角針

太倉楊　乳房結核由氣血相搏因而成癖癖以調和氣血佐以清解爲主

當歸　川貝　陳皮　川芎　山慈菇　白芍

蘇子　青皮　甘草　山查核

周莊錢　乳房紅腫勢難全散，投以疏解，半托半化

蒲公英　川芎　銀花　土貝　角針

青皮　甘草　橘葉

金澤宋　乳房作痛，惡寒發渴，此屬厥陰氣阻

柴胡　赤芍　丹皮　薏仁　黃芩　連喬

枳殼　橘葉　蒲公英

陳墓李　乳傍木腫已經半月，症屬外吹，以橘葉散治之

柴胡　山梔　橘葉　陳皮　連翹　青皮

川芎　甘草　黄芩　薑根

青浦朱　乳癰浸潰寒熱疼痛但此當令以解毒

利濕為主

葛根　陳皮　厚朴　瓜蔞　枳殼　青皮

滑石　麥芽　扁豆衣

黎里施　乳塊雖懸帖置弗治泛泛欲嘔飲食漸減

是脾被肝戕且以養胃和肝為主

半夏　白芍　茯苓　陳皮　伏龍肝

乳脅膻肋部　乳癰

益智　金石斛　蔗漿　炒竹茹

南翔周　肝胃不和乳汁壅滞結為乳癰晝夜脹痛正在蒸膿之候擬與清肝行乳以冀膿泄痛減

柴胡　新會皮　漏蘆　青皮　山查核

瓜蔞　蒲公英　麦芽　連乔

嘉定張　乳癖潰後竅絡穿頸不一是肝胃之火治宜清涼通乳指日可愈

羚羊角　連乔　夏枯草　土貝　瓜蔞仁

鈎鈎　大麦芽　甘草

崇明蔣　乳漏經年膿水不絕纏囊潰後脉形細濇係產後血虛理宜補托漏可愈矣

洋參　石斛　丹參　川芎　茺蔚子　黃耆　歸身　白芍　川貝

金澤許　乳中結核兩月木腫不痛名為乳癖幸有哺乳囊絡疏通法以化堅行瘀核自消矣

葛根　茺蔚子　青皮　夏枯草　麥芽　連喬　瓜蔞仁　陳皮　山查核　川貝

覆方　前方已適仍以此法迭進

乳脇腋肋部　乳癰

黨參　瓜蔞　川石斛　川芎　川貝
黃耆　青皮　夏枯穗　橘白　香附

上海金　乳裂愈而潰發，發而仍愈，小兒吮乳痛如針
刺，乃肝胃受怒之故，雖屬小恙，治之非易。
生地　川芎　花粉　橘葉　羚羊角
當歸　白芍　白芷　藕汁　蒲公英

泗涇吳　右乳癰痛經旬，陽明氣阻，脈來弦急，欲作
膿矣，擬托裏托毒。
煨葛根　川芎　鮮蓮房　王不留行　忍冬花

瓜蔞　蒲公英　角鍼

崇明葉　乳癰潰後膿去未盡寒熱微作屬虛生肉熱擬八珍湯主之

黨參　歸身　白朮　甘草　銀柴胡

生地　白芍　茯苓　川芎　新會皮

蘆墟沈　毓麟七月乳上患癰名曰內吹破潰一月膿水淋漓四圍餘腫未退傍囊又發治宜安胎化毒

生地　瓜蔞　沙參　甘草　銀花　荷葉

桑皮　川石斛

乳脅腋肋部　乳癰

鴨村氏　懷妊六月右乳焮腫作痛名爲內吹宜安胎化毒

柴胡　土貝　橘皮　蒲公英　甘草　黃芩
川芎　生地　製香附

湖州錢　乳癖是肝脾二經氣滯血滯結爲癰毒皮色不變漫腫無頭宜和肝脾爲主

製香附　石斛　查核　丹參　廣皮
炙橘葉　川貝　白芍　竹茹

七堡陶　乳癰已久延不已防其變漏

黄耆　川芎　蒲公英　白芍　鮮荷葉
花粉　廣皮　萱草根

盛澤周　乳癰作痛肝火鬱也
瓜蔞皮　橘核　夏枯草　川貝　枳殼
蒲公英　連翹　川楝皮　山栀　竹葉

震澤沈　肝氣抑鬱宿患乳核宜平肝解鬱
川楝子　薄荷梗　香附　丹皮　瓜蔞實
青橘葉　夏枯穗　山栀

某　情懷悒鬱肝氣不舒左乳生癰膿潰血液大耗

乳胸脇肋部　乳癰

氣逆上逆咳嗽左脇肉痛不能轉側是肝絡少血内養
左右升降不利清潤治嗽無益
炒棗仁　當歸　茯神　丹皮　柏子仁　阿膠

某

咯血汎左乳傍脹噯氣稍寬是左升太過右降
無權肝絡阻塞氣痛之痺也
旋覆花　枇杷葉　新絳　牡蠣　熟地炭
青葱管　阿膠

沈

氏　肝氣鬱遏宿痞乳癰
川楝子　黑山梔　薄荷梗　香附汁　夏枯草

瓜蔞實　青橘葉　丹皮

劉氏　乳房爲少陽脉絡經行之所此經氣血皆少由情懷失暢而氣血鬱痺有形而痛當治在絡恐年歲日加竟成沉痼疾乳癰膿之症以脉不浮數無寒熱辨之

柴胡　夏枯草　歸身　白芍　川貝

茯苓　甘草

某氏　乳房結核是少陽之結此經絡氣血皆傷攻之乳易恐產育有年釀爲瘍症耳

乳脅腋肋部　乳癰

青蒿　丹皮　香附　橘葉　青菊叶
澤蘭　鬱金　當歸鬚
乳巖
浏河馮　左乳結核，積久方痛，肝鬱成巖，宜襟懷寬解，庶可帶病延年。姑擬益氣養榮湯，以觀機宜。
人參　茯苓　陳皮　川貝　當歸　川芎
黃耆　熟地　白芍　桔梗　於朮　甘草
製香附

戚澤許 乳中結核多年不疼不癢日漸高腫脈來細濇左關弦甚此乃肝脾氣鬱而成難以消散且以歸脾湯常服庶不致潰

党參 冬朮 歸身 陳皮 遠志
黃耆 茜草 川貝 甘草 茯苓

嘉定林 乳癖之中巖爲難治

党參 白芍 茅菇 川貝 歸身
天葵 蘇子 薏仁 夏枯草

楓涇許 乳巖之症皆由情志不遂肝脾積鬱而

乳脅腋肋部 乳巖

成現在清烟失血，如爐消之頹屋，掣肘尚能怡養性情，即延年上策，乞靈石藥，誠恐無補。

清阿膠　合歡花　棗仁　黃湯灰　金石斛

北沙參　茯苓　白芍

許墅關孫　乳房屬少陽行經之地，氣血皆少，加以情懷失暢，氣血痺滯，有形而痛，消散在鄉脉濟無寒熱，非癰膿之候，恐年歲日加，必成巖症。

柴胡　佩蘭　川貝　夏枯草　當歸

茯苓　甘草　白芍

吴江徐　乳巖潰腐勉擬補益聊作支持之計

黨參　黄耆　川貝　遠志　川鬱金

白芍　當歸　冬术　茯苓　甘草

常熟張　三陰瘧後兩乳腫此由肝脾氣鬱

防成巖症

柴胡　威靈仙　歸身　川石斛　白芍

鬱金　牡蠣　木樨葉

無錫秦　乳巖多由肝脾氣鬱所致不疼不痒

似乎小恙然非輕淺之症宜情懷寬解庶免潰

乳脅腋肋部　乳巖

爛〻稾

黨參 棗仁 丹參 茜草 清阿膠

黃〻耆 川貝 續斷 白芍

荊溪俞 乳巖四十載潰爛如壜穢水淋漓甚劇者

血證屬棘手殊難圖治且以止血

黃〻絹灰 地榆灰 陳椶灰 [illegible]灰 藕節灰

蒲黃〻灰 艾葉灰 馬尾灰 血餘灰 蓮房灰

各爲醋炙爲末糯米湯下

崑山王 年已五旬乳岩經久不能全消宜條憲

除煩勝於苦口藥石

金香附　川貝　山查核　廣皮　白芍

山茨菇　當歸、煅牡蠣

南潯宋　肝胃不和乳中結核狀似瀝漸致猖

獗者云嵒巖無愈理況素有氣惱肝陽尤盛宜

屏開家務希圖漸消

製香附　陳皮　黨參　白芍　山茨菇

川石斛　當歸　川貝

帮里陳　乳房結核　在少陽之鄉　此經氣血皆

乳脅腋肋部　乳巖

藥攻之非易恐遷延歲月釀爲巖證耳

川鬱金　香附　甘皮　澤蘭　鮮菊叶

青橘叶　當歸　青蒿　蒺藜　鮮竹茹

震澤沈　乳房結核如拳青筋暴露脉來細濇

此因氣血不和鬱結成巖證屬頑硬之求速愈擬

煎劑以和營衛之乖違進丸劑以攻結核之堅頑庶

幾得中病機

生洋參　茯苓　川芎　冬术　白芍

炙橘叶　歸身　甘草　生地　牡蠣

附九方

製香附　神麯　茯苓　甘草　川芎
白朮　黑山梔　厚朴　橘紅　查肉

乳症論云肝脾鬱結則爲癖核胃氣壅滯則爲癰疽乳頭屬肝乳房屬胃男子乳房屬腎等先哲大概言也大匠誨人與規矩而已況乳癰症名甚多有群書可考然治法之巧在臨症施治之人余細之胸中所遇經絡甚多其症之始各有其源所不知經絡病因虛實如治傷寒不辨六經莫名頭緒聊將經絡病因錄之幸乞高

乳爲胃胸肋部

乳症論

所指正內經曰脾之大絡名曰大包出淵液下三寸布胸脅胃之大絡名曰虛里貫膈絡肺出左乳下其動應衣脾胃之大絡皆布於胸中足太陰脾脈絡胃上膈足陽明胃脈貫乳中下膈屬胃絡脾脾胃二經之脈皆過其間足厥陰肝脈上貫膈布脇肋足少陽膽脈合缺盆下胸中絡肝循脇裏手厥陰心包之脈起於胸中循胸出脇下腋手太陰肺脈循胃口上膈橫出腋下經云衝脈任脈皆起於胞中任脈循腹裏上關元至膈中過胸衝脈俠臍上行至胸中而散乳房之

部位屬脾胃乳之經絡屬肝胆胸中空曠之地而行氣血心主一身之血肺主一身之氣心肺皆在胸中穀入於胃以傳於肺五藏六府皆以受氣清者為營濁者為衛營氣行於經隧之內衛氣行於皮膚肉分之間乳汁生於脾胃之穀氣故其味甘疎洩主於肝胆木氣肝之疎洩是也乳汁厚薄主於衝任之盛衰衝任為氣血之海上行則為乳下行則為經婦人哺乳則經止男子乳房屬腎何也男以氣為主女以血為先足少陰腎之脈從膀胱其直者從腎上貫肝膈入

乳脅腋肋部　乳症論

肺中水中一點真陽直透三陰之上水不涵木木氣不
舒真陽不能上達乳中結核氣鬱至血滯化膿比
女子更甚雅雅云肝病其本在胃部見治乳症不出
一氣字定之矣脾胃土氣壅則為癰肝膽木氣鬱
則為疽正氣虛則為巖氣虛不攝為漏氣散不收為
懸瘦氣凝結為癖為核為癌氣阻絡脈乳汁不行
或氣滯血少澀而不行故治乳從一氣字著筆至
論虛實新久溫涼攻補各方之中挾理氣疏絡之品
使其乳絡疏通氣為血之帥氣行則血行陰生陽長

氣旺脈通血亦隨之而生自然壅者易通鬱者易
達結者易散堅者易軟再辨陰陽虛實譬如内吹
外吹乳癰乳疽屬陽者多乳岩乳懸乳癧乳勞等
屬虛者多乳核乳癖等堅硬屬氣鬱者多何經之
症參入引經之藥今撰四十方皆內科手筆平淡中
有自神奇當細心參而玩之採以羣書加以巧思臨
症操縱有權治法自然可得

乳脅腋肋部

乳症論

脇癰

東山沈　脇癰由鬱怒而成七情為病難以調治不可以外癥忽之議與柴胡清肝湯

柴胡　川芎　當歸　白芍　川鬱金
山梔　陳皮　甘草

德清韓　咳嗆久延左偏脇肋高腫色紫作痛係欬傷肝肺兩經遂發癰瘍此癥最忌肉潰穿膜難以圖治切勿輕視

枇杷葉　杏仁　川貝　蘇子　天竺黃

乳脇肋腋部　脇癰

瓜蔞仁 桔梗 桑叶 蘆根 東瓜仁

覆方 脇癰破後旦夕流膿氣息抑且腥穢此元氣裏也以咳嗆不減胃氣困頓甚非佳兆當另圖謀

黨參 白石英 生穀芽 桑叶 五味子

黃耆 陳淮麥 北沙參 橘白

蘇州張 脇次作痛須防成癰撫運行之法

澄手 絲瓜絡 陳皮 青皮 蔞仁

半夏曲 川鬱金 歸鬚

南潯下 氣逆脇肋作痛治從氣分絡分

枇杷葉 新絳 澄炙 青皮 通草

炙橘叶 蘇梗 陳皮

吳 右脇有形高突按之不痛此屬瘀癖非若氣聚瘕散難以推求此病久僅阻在脈須佐針刺宣通正在伏天宜商

真合粉 白芥子 半夏 歸鬚 瓜蔞皮

黑梔皮 橘紅 薑皮

王 騎射馳驅寒暑勞形皆令陽氣受傷三年來右胸

乳脇腿肋部 脇竄

腸形高收突初病脹痛無形久則形堅以硬是初病
氣結在經久則血傷入絡系於臟腑外廓猶可勉除
支持但氣鈍血滯日漸瘀痹而延癥瘕怒勞努力氣
血交亂病必旋發故寒溫消尅理氣逐血總之未能講
究絡病工夫攷仲景於勞傷血痹諸法其通絡方法
每取蟲蟻迅速飛走諸靈俾飛者升走者降血無凝
阻氣可宣通與攻積除堅徒入臟腑者有間錄法備
采議

蜣螂虫　䗪虫　當歸鬚　生牡蠣　煨木香

川芎　生香附　夏枯草

用大麥麯末加水稀糊丸每服湯送下三錢

此仲景大黃䗪蟲丸鱉甲煎丸化出獲者金匱旋

覆花湯加味亦妙

葛

脈容大便久瀉脇上胃脘癰瘍春夏脇下有形腹

形滿脹此久蘊濕熱癰膿自利未能洩邪腸胃氣壅

利頻不爽法當分消以去濕熱兼攻劫太過必傷脾胃

議用丹溪小溫中丸早進二錢五分晚進二錢五分　三服

乳脇腋肋部　脇癰

腋癰

金山鍾　腋癰漫腫無頭疼痛寒熱皮色不變係肝脾二經氣鬱血滯而成投以柴胡清肝湯

柴胡　連翹　防風　當歸　山梔　川芎　黄芩
甘草　瓜蔞仁

奉賢程　平昔有時鼻衄此患在營分也加以兩腋腫痛皮紅高起內已釀膿但虛體未便刀鍼待其緩破俾一擁而出易於收功

穞豆衣　鱉甲　川貝　川石斛　地骨皮

乳脇腋肋部　腋癰

牡蠣　陳皮

肋癰

太倉朱　左肋硬腫痛引右肋徬延兩月膿勢將成近加噦嘔飲食少納此痛傷胃氣以培中土爲先外癰在次

黨參　苡薏仁　甘草　川鬱金　茯苓

黃耆　半夏曲　陳皮　焦白朮　竹茹

黎里陳　肋癰屬厥陰經故小便近陰囊處抽掣引痛皆屬肝經也理宜和肝化瘀爲治

柴胡　蘇梗　桃仁　元胡索　製香附

乳脇腋肋部　肋癰

青皮　茯苓　歸鬚　甘草節

腹脇肋皆在身之側，手厥陰胞絡之脈過腹，足少陽膽、足厥陰肝、足太陰脾、足陽明胃四經之脈皆行於脇肋之間，骨踈肉薄之處，與裏膜最近。腹脇肋生癰，皆由肝脾鬱結，氣滯血壅，或肝胆火毒，鬱怒而成，每生於體虛之人。先哲云治瘍最忌寒涼，或云治瘍當禁溫熱。鄙意思之，凡有生於身之側者，軀殼經絡之病也，寒涼溫熱直入中宮，与經絡不得相関。脾爲至陰濕土之藏，寒涼易於敗脾戕胃，而伐生生之氣，脾胃一敗噦嘔泄瘧瘕由肝爲風木膽爲相火風性喜竄火性善熾誤投溫熱不異抱薪救火風火相搏易竄易潰脩裏膜一穿立見其危古人治法壯胃氣者藉穀氣而生氣血即固托之法也疎泄者使其氣流通即外消之法也今擬十一方皆疎肝理氣清熱消痰和胃化痞等法不犯溫熱寒涼之弊再擬蟲蟻之搜剔絡中之瘀滯以溫中之利濕分消濕熱神通化之思臨症潛心體認治法自有進階矣

乳腸癰肋部論

腹部

小腹痞

許墅閔王　小腹漫腫堅硬皮色不變此腹痞也係七情鬱結脾虛氣滯而成撒和氣養榮營湯主之

薑參　陳皮　白朮　黃耆　茯苓　當歸

熟地　沈香　甘草　丹皮

丹陽田　小腹痞

官桂　艾絨　山查炭　炮薑　木香　神曲

丹皮　薤白頭　枳殼

肉蓯蓉　小腹隱痛不腫不散脉來細數便秘食

少腹虛候須得膿洩方保無虞

黃耆　杏仁　生大黃　青皮　桃仁　角針

芒硝　大腹皮　苡仁

少腹癰一症在臍下關元丹田等穴陳遠公云此毒

必無陽症因其部位也一用陽藥立可成功心

法曰小腹癰由七情火鬱而生又不能用熱藥不可

見證治證為要如漫腫堅硬皮色淡紅有熱為陽

七情鬱火所結當以清化無形不紅者屬陰寒凝結血阻氣滯而成當以溫通行氣藥兼搏或喜服丹砂鬱悶出癰若鹹寒下亦不可少余擬三方虛者補之秘者下之寒者溫之先生用藥變化已見大概矣然腹部癰疽外症當用鈹針直針易穿裏膜耳

腹部　小腹癰

腹皮癰

嘉定姚　欬嗽血已，痲渴不鮮，以肺經伏熱加以膀傍皮裏膜外隱痛不止，日久腫發於外，結成腹皮癰。脉來沉數而細，擬清解肺胃，佐以雙解貴金丸下之，以參消息。

葶子　紫菀　茜草　桑叶　杏仁　桔梗
冬瓜仁　茅根

附雙解貴金丸　生軍五錢　白芷二錢五分　研末蜜丸

益湯送下，服之藥前

腹部　腹皮癰

臍癰

蘇州呂　手少陰火毒移於小腸以致神闕腫痛高突形鈴皮色不變並無寒熱外用膈蒜灸內服清涼之劑以望消散

黃連　連翹　山梔　黃芩　檳榔　木香

甘草　赤芍　銀花

腹部　臍癰

臍漏

戥澤楊　臍瘡破以時流纖水面色㿠白脈耎無力

瘵勞之漸也擬固本育陰爲主

生熟地　天冬　茯苓　山藥　黃耆　骨碎補

女貞子　麥冬　丹皮　澤瀉　此臍漏傷陰腎火外越

臍中出水

吳江朱 臍中不痛不腫搽瘡則黃津流水出此屬腸胃濕熱宜黃連平胃散主之

黃連 蒼朮 甘草 黃芩 厚朴 陳皮 米仁 赤苓

少腹臍部五方如腹皮癰並肺熱丸煎並行丸藥過胃至下焦而化下焦已壅之病而不傷胃湯劑雖浮治上不犯下焦內中一味桔梗更有深意

臍癰心爲火藏小腸火府火毒於內寒氣凝於外後

腹部 臍癰并論

連苦先入心洩熱加以行滯理氣解毒再以陽蒜外灸通陽活法極細密腸偏傷陰固本育陰之六味滋腎水則火焰自熄矣腸中擾攘去水之黃連平胃散之除濕化熱雖遵古法祛活者不可附用功豈破到此腸部之癰用藥須保脾胃佐行經活血之品倘誤用寒涼尅伐脾胃一敗腫陷難潰潰後難斂裏膜一穿每致不救

前後陰部

前陰

某　淋濁必係濕熱之邪著於氣分故五苓八正俱用通利病數年不愈必由情欲致傷敗精血阻於內竅溺與精異路同門並中因敗精腐阻塞每必通敗精一定之理

杜牛膝一兩五錢搗汁沖入麝香一分　三下　原杖散

某　寒入厥陰之脈結為氣疝痛則脹升氣消絕無蹤跡疝氣下元已虧不可破氣攻疝尿管痛或溺阻

二陰部

前陰

溫養下元佐以通竅

鹿茸 麝香 韭菜子 蛇床子 茴香

歸身 覆盆子 青鹽

某 脉象和緩小便時莖中痛連及上少腹長則

不痛也此係陰中有火宜養紫合導赤用東垣

法

熟地 黃耆 白芍 於朮 歸身 陳皮

炙草 茯苓 生草梢 淡竹葉

常熟沈 莖頭紅腫溺管澁痛小便點滴難出係

腎水不足陰中伏熱故暑天則發秋冬則痊是內陰不勝外也擬知柏八味湯水泛丸

生地　丹皮　黃柏　知母　澤瀉　淮山藥

茯苓　麥冬　桔梗　棗皮

高　脉數汗出身熱吐血五日胸脘不舒舌色白此陰虛本質暑熱內侵營絡漸有時瘧之狀小溲莖中作痛宜通腑經爲宜

鮮生地　連翹　滑石　竹葉　藕汁

甘草梢

二陰　前陰

福山諸 莖頭腐爛作痛 小便渾濁 溺管澀痛 舌白口膩 脾經濕熱下注 擬利濕清熱

白朮 黃柏 苡米 豬苓 赤苓 忍冬藤

滑石 通草 甘草梢 鮮荷梗

某 子癰

症本肝腎為病又挾溼熱下注以致睾丸腫痛當予和分導溼熱丹溪利氣辛苦以二者並治之

萆薢 白蘚皮 茯苓 米仁 通草 生草梢

囊癰

陳 脉沈弦舌灰邊白腰痠氣痛腎囊睾丸腫大此溼熱為病亂喫發散酒導溼邪下墜為症治

二陰 子癰 囊癰

當分消

萆薢　黃柏　山梔　茯苓　丹皮　防己

猪苓　澤瀉

湯

囊腫腹脹此屬癥蠱

茯苓皮　海金沙　白通草　大腹皮

厚朴　廣皮　猪苓　澤瀉

汪

昨進分消方然暑濕小溲累通而有濕熱

穢濁混處三焦非臆說矣至陰莖囊腫是濕熱

甚而下墜入腑與方書莖腫歟症用河間議一河間法

又

飛滑石 石膏 杏仁 厚朴 豬苓
寒水石 澤瀉 絲瓜葉 枳實
川連 淡黃芩 生白芍
六一散 廣皮白 生穀芽

內經曰足三陰之脉逆行皆從足走腹溫氣自下先受內經曰三焦者決瀆之官水道出焉上焦如霧中焦如漚下焦如瀆瀆者蓄洩之謂也下焦者別迴腸注於膀胱而滲入焉下焦不治水蓄膀胱爲水之藏膀胱爲水之府莖爲洩水之路精之道也脾爲

二陰部 囊癰

濕土脾虛濕積水蓄不能洩肝主疏洩莖爲筋之宗

然壅不能洩腎爲骨之幽門濁陰閉而不能洩所以莖

頭溺管腎囊之病先以利濕爲先譬如脾藏濕熱者

五苓散等取其以健脾滲之肝藏濕熱龍胆瀉肝等

苦而洩之腎經之濕以通關滋腎丸柏地黃等兼於陰

而淺之所以下疳囊癰濕熱病也先通水道使其壅塞

濕熱腐精敗血滌而清之不致爲患倘躊躇不決發表

攻裏不能及病如水迴灣處蓄不通滲入囊中則囊穿

阻於莖中則莖腐或能早使其下洩無決岸潰堤之患

雖生癰難於成功如囊癰下刀湯火鍼囊腫成膿皮厚須先捺定頭在何處用墨畫線將鍼用紙捲好露鋒幾許將睾丸推開臥鍼刺之可不損睾丸裹膜易於收功屢治皆驗

二陰部　囊癰

肛漏

王氏凡女科書首篇必論調經既嫁必究孕育結縭十載未能得胎病在至陰之藏延及奇經八脈衝任遲夜泄心寂擾亂得食始漫肛瘍久漏都屬下損

人參　紫石英　當歸　茯苓　鹿茸

補骨脂　老艾湯泛丸

徐

虛損四年肛瘍成漏食物已減什三形瘦色黃當以甘溫培中固下斷斷不可清熱理嗽

人參　茯苓　山藥　炙草　芡實　蓮肉

陳　春病至夏日漸形色消奪，天地大氣發泄，真氣先傷，不主內守，爲損怯之症。不加靜養，損不肯復，所以嗽汗熱交節病加，尤屬虛象。脈左數甚，肛有漏瘍，最難調治。

熟地　炒山藥　茯苓　建蓮　猪脊髓

曹　肌肉蒼赤，脈小數疾，童年真陰未充，囊下肛前已有漏卮，管陽升失潛，巔竅如蒙，常與壯水制火，猶慮夏幼損怯。

六味去萸肉加生白芍黄柏知母人中白蜜丸

王

少年陰火直升直降上則失血咳逆下墜肛瘍延漏皆虛勞見端食減至半胃關最要非可見熱投涼以血嗽泥治

熟地炭　建蓮　霍石斛　茯神　炒山藥　芡實

肺與大腸為表裏肺移熱於下則成肛漏培土生金把握中宮之法

鄭

虛損四五年肛漏未愈更咳嗽失血正如經旨精不足上奉陽氣獨降升奈何見血投涼治嗽理肺病加反礙胃困減食夫精生於穀中土納運則氣常存久病以復食為要不必汲汲論病

生黄耆　河子肉　黄精　白芍　苡仁
南棗　泼水煎膏不用蜜收畧飢用五錢參湯送

楊　驚惶忿怒鬱之肝陽上冒血沸氣帶瘀阻宜宣
通以就下因誤投止塞宿瘀不清新血又瘀絡中兩
月纏纏反覆究竟肝膽氣血皆苛何宜調達寬

楊　漏瘍在肛得臟中稍健設法
旋覆花　新絳　青蔥管　炒桃仁　柏子仁
肛漏者皆屬肝脾隨三陰氣血不足何以肛漏在
三陰者足三陰任督之脉皆走前後二陰之間歸

與大腸爲表裏肛者肺之使大腸之門戶也始因醕酒辛辣醉飽入房疾奔久坐筋脈橫解臟府受傷經云陰絡傷爲瘻氣虛濕陷爲痔痔破久漏氣血皆虛肺主一身之氣賴其形約束有形三陰漸虛肺亦隨之而弱肺實則溫溫則肉氣充而有收蓄肺虛則寒寒則肉氣餒而不能收蓄有形消耗肺爲五藏之首佈精諸藏諸藏一虛肺反受諸藏之敝何也脾虛土不生金子不能受母之益腎虛水不養金子反盜虛母氣金堪代木肝陰不足木火反

二陰部　肛漏論

來刑金肺之一藏受諸藏之創氣虛不能收
束肛漏滯水淋漓若不杜漸防微如一蟻潰隄滄
海漏卮難實脾氣不固則泄瀉腎氣不固則
遺精肝火刑金吐痰嗆咳久積成勞如針之孔竟
可傷身所以治漏之法如堤之潰如屋之漏不
補其漏安能免乎治漏者先固氣血為先氣
旺固充而能收蓄使其不漏可無害矣津液日增
虛損可復若專顧其瘡插紅升白降或線穿剪
割使其小而致大大而致潰盡弱柔嫩之軀痛苦萬

肰愴地呼天莫之能救將肉之新肉俄成腐膿敗血泄再服苦寒之戕胃利濕傷津耗戕肉然肌削喘促腹膨泄瀉而死者誰誤之也嗚呼痛者為一線之孔願受剮割之刑醫者竟將難痛極慘之刑而神医依名重者比比皆是殺人於死地庸庸者無須言矣今存以方奇脈久漏空虛者以有情之品填之久漏胃弱以甘溫之品固之陰虛陽亢澀陰藥中佐苦以堅之土不生金者甘溫培中兼酸以收之各方之中蓮子芡實訶子中白固攝真元者皆補漏之法也質

二陰部 肛漏論

之諸賢不以鄙言爲迂談耳

痔瘡

曾 二五 脉弦動眩暈耳聾行走氣促多勞肛痔下垂此
未老欲衰腎陰弱收納並櫰權肝陽熾風鬱發乃
上實下虛之象質厚填陰甘味熄風節勞戒飲可
免仆中
原虎潛鎖陽去め加大肉蓯蓉煉蜜丸

某 二六 冬季咳嗽吐痰漸至臥則氣衝喘急起坐今三載
矣經以肺腎為俯仰之藏是肺主出氣腎主納
氣老年患此按脉左弦右沉為腎氣不收主治

二陰部 痔瘡

不必因痔患而畏辛熱

腎氣丸去牛膝肉桂加沉香、蜜丸

徐

一失血能食瘦嗽氣蒼脈數可與甘涼益胃中之陰胃和金生痔血便燥柔藥最宜

生扁豆　生地　天冬　麥冬　銀花

柿餅灰　側柏葉

祝

四五　中年已後瘦人陰虧有熱飲酒濕熱下墜精溺痔血皆熱走入陰則陰不固攝前刻方宗丹溪補陰丸取其介類潛陽苦味堅陰若用固濇必致

病加

水製熟地　鹹秋石　天冬　茯苓　龜版膠

黃柏　知母　猪脊髓搗丸

徐

五旬又四勞心陽動陰涸日損壯年已有痔瘍腸

中久有濕熱濕性辛溫亦助濕熱濕熱下注爲癃

爲淋故初病投八正五苓疎氣中之壅也半年不

痊氣病漸入於血絡考古方惟虎杖散最宜

虎杖散　即土膝麝之

江

脾宜升則健胃宜降則和益太陰濕土得陽始運

二陰部　痔瘡

陽明燥土得陰始安以脾喜剛燥胃喜柔潤仲景急下存陰治在胃也東垣大升陽氣治在脾也今能食不運醫家悉指脾弱是病但診脈較諸冬春減大兼弦據經論病獨大獨小斯為病脈脾臓屬陰胃府屬陽脈見弦大非藏陰見病之象久病少飧猶勉強支撑兼以大便窒塞泄氣不爽坐談片刻噯氣頻頻平素痔瘡腸紅未向安適此脈症全是胃氣不降腸中不通腑失傳導變化之司古人九竅不和諸屬胃病六腑為病以通為補經

年調攝不越參朮桂附兩毫之應效不必再服湯
藥議仿丹溪小溫中丸服至七日俾三陰三陽一周再
議治之議
小溫中丸二兩一錢　每日三錢清晨開水服

某　能食腸血脈細色瘁肛漏下墜議酸苦熄風堅陰
萸肉炭　黃柏炭　地榆炭　禹糧石
五味炭　赤石脂

某　凡有痔疾最多下血今因嗔怒先腹滿隨瀉血向
来糞前近日便後是木犯於土中氣滿為鬱熱

二陰部　痔瘡

是為溫議理中湯泄木佐之

人參　附子　炮姜　茅朮　厚朴　地榆

升蔴醋炒　柴胡醋炒

某　七三　內熱腸紅並痔當清血分之熱

生地　炒丹皮　酒炒黃芩　黑山梔

元參　柿餅灰　炒黑槐花　銀花

支　六五　痔血久下肌肉痿黃乃血脫氣餒漸加浮腫喘促再延腹脹便不可為此症臟陰有寒腑陽有熱詳於金匱穀疸篇中極難調治

人參　焦术　茯苓　廣皮　炒兎絲二
木瓜　益智

徐六七　冬月嘔吐，吐後漸漸巔頂作痛，下焦久有積疝痔瘡，厥陰陽明偏熱，凡陽氣為動，陰化風火，迅速升不降，致有此患。
連喬心　元參心　桑叶　丹皮　荷叶汁
黑梔皮

戴十九　痔瘡下血，濕熱居多，今色衰微，顯是虛寒，無速效法，則當補脾胃，因痔瘡猶痛，腫勢尚

二陰部　痔瘡

存佐以滲洩通腑

生於朮 生菟絲粉 生穀芽末 生白[illegible]

某

診脈左弦右濡久痔泣血致納食不易運化此脾
營先傷胃陽遂困腑氣不能宣暢大便不爽溫補
未能通調府氣疎滯更損脾胃生陽東垣要以
治土必先達木不宜過投燥劑仿古治中為法佐
以疎肝醒脾

人參 青皮 黑槐米 查肉 茯苓
木瓜 陳皮 益智仁

葉

微寒汗大出下有痔漏左眼眶疼痛此陰傷火

發背不可作時邪泛治

六味去萸肉加芎蔓荊子丹皮重用

痔漏者名異類同始則為痔久則成漏先哲云

當大補氣血又云足三陰不足風熱濕氣下注先祛

風熱濕熱余以醫書不能拘執成法此拘於古

反被書困如作文千萬題目洞悉題情見題

作文不能思索醫家亦然能洞悉病源見病治

病心手相應此皆平昔工夫者亦不可少也今按

二陰部　痔瘡論

之方先賢治病節節玲瓏如未老欵衰之原
濇法甘味熄風腎氣不納之腎氣法溫納下焦肺
胃陰虛之三才法甘涼存陰中年陰虧大補陰之苦
味堅陰如濕熱入於血絡之原杖散濕熱阻於腸
胃之小溫中丸久痔下血之禹糧石脂堵塞陽明
佐酸苦熄風木尅中土便血腹脹理中湯佐以升清
泄木因熱腸紅清血分之熱藏寒存熱之利濕溫
中肝胃偏熱之清肝化熱痔血日久用象牙白臘
填塞肛中之漏脾陽胃困用治中湯之扶土疎肝方

雖十二世一雷同，尚非平日考覈羣書，豈能到此。是啟我人心智，稍動輒苦寒傷胃，濫製煎劑，投藥者不啻如霄壤之殊矣。願瘍科者平昔專用內科，捨末求本，而治蒼生之幸也。

內經曰：因而飽食，筋脈橫解，房室勞傷，腸澼為痔。風熱不散，穀氣流溢，傳於下部，故令肛門腫滿，結如梅李核，甚者而變成瘻也。五臟切宜保養，勿令受邪。所痔漏者當調飲食，寡慾節勞，皆可苦病延年。如插爛藥，刀割剪剪，線繫，余見已多收

二陰部　痔瘡論

功見者鮮少余三十歲時肛側外如李潰膿後深寸餘插藥條兩日有膿中拔有孔如豆大而深余即以海浮散膏藥貼之內服調和氣血之藥一月痊愈如故後年邁房室勞碌即脹流水余即寡慾節勞今已十五六年未發若使外治穿肛潰爛定未可知

股腿脛足部

環跳

廉二三診脈論髀從遺精漏瘍迷而環跳穴痛遂不堪行是臟陰傷及腑陽陽氣日加窒塞經脈不司舒展倉食入壅脘欲吐大便旬日不通痞阻日甚而爲痿痹因經論治痿獨取陽明陽明流通胃氣益胃脈主乎約束筋骨利機關竅也議用加味溫胆湯

又

大便旬日不通用更衣丸取意小腸火腑非苦不通非下不奪也

塗 六二 痛起肩胛漸入環跳髀膝是為絡虛

黃耆五錢　杞子三錢　當歸三錢　茯苓二錢

防己八分　防風根五分　羌活五分

又　照前方去防風羌活加杞子沙苑

何 四七 腰痛環跳穴痛痹

桂枝木　沙苑　小茴　茯苓　炒杞子　桑寄生

胡氏　懷妊六月陽明司胎絡動絡脈環跳痛連腰脊最防

胎氣

歸身　桂枝木　炒杞子　炙草　羊腰骨　茯苓

莊三四 腎虚背疼脊高突

毛鹿角切片三錢 鹿角霜一錢五分 杞子三錢 歸身一錢

生杜仲一錢五分 沙苑一錢 茯苓一錢五分 青鹽三分調入

某 尾閭骨痛以異類有情者補之

豬尾骨 歸身 木瓜 新降

環跳穴痛瘍科皆云附骨陰疽又云附骨癰疽實係

足三陰經少陽氣宣通虚之人寒濕所襲流注

骨骱之間氣痺血阻所致日久不治寒熱化熱為膿

先宜溫通氣血若不效驗或夾風或夾痰參入祛風

股腿脛足部 環跳論

消痰下焦，溫則寒凝自散。余治亦不少，未見有釀成內潰者。至於脊痛尻痛，皆屬於督脈不足，以異類有情之品補之。若首痰前溫胆湯、更衣丸，皆治法之變化也。此皆內痰歸入瘍科者，恐瘍科一見即謂陰疽，或以大劑陽和湯溫燥助火，或發表攻裏，戕賊正氣，火鍼亂刺，致成勞怯者亦每有。能內外兼科，水乳交融，深思好學，筆無滯機，即內科之明哲，瘍科之上工也。

膝脛足腳氣

蔣六七歲 足膝腫疾久不正而熱

生鹿骨　炒牛膝　萆薢　金毛狗脊　仙靈脾

當歸

又　照前方加生鹿角　黃柏

汪三三 脈濇腰髀環跳悉痛煩勞即發下焦空虛脈絡不

宣所謂絡虛則痛是也

歸身　桂枝木　萆薢　木防己　牛膝

沙苑　生杜仲　小茴香

曹九三 温脊少腹痛引腰右脚痠

木防己 飛滑石 茯苓皮 厚朴 晚蚕沙

草菓 萆薢

某 診脈右部虛軟無力左足內踝腫漸大此足三陰

經脈所行之處藏真虧損何怪議用峻補方

六味丸加河車 杜仲 牛筋 鹿筋

菟絲子 川續斷 麦冬 黃柏

用黃牛骨髓羊骨髓豬脊髓精羊肉煎湯入淡菜

同熬膏丸

足指

某　遺由精竅淋由溺竅異出同門最宜分別久遺不愈是精關不攝爲虛但點滴痛痺少腹堅滿此屬淋閉乃氣壅不通未可便認爲虛況夏秋足指先腐下焦蘊有濕熱氣流不行膀胱撑滿遂致堅滿耳五苓散主治

五苓散

某　嘔逆吐涎衝氣攻心足大拇指硬强而痛

淡吴萸　熟附子　獨活　北細辛　當歸　漢防己

股腿脛足部　足指

脚氣

某氏　脚氣古稱南地，身因濕熱，醫用苦辛宣通開氣滲濕，久進病未祛除，而血液反耗，心悸氣冲，目黃嘔涎，煩燥頭痛，昏厥，四肢筋從掣，痙瘛，大便堅澀，顯然肝血衰涸，內風掀越。此風乃陽氣之化，非外來八風同例，而治分經辨治。病在肝藏，擾動胃絡，由氣分濕熱延中血中，枯燥靜攝不安，焦煩必甚，盖因偶情懷，草木難解，斯為沉痼。

石決明　穭豆皮　天冬　生地　阿膠　茺蔚子

股腿脛足部　脚氣

九方　生地　勺藥　天冬　丹參　杞子　阿膠
麥冬　玄參　穭豆皮　茺蔚子　桂圓肉
其脚氣行痺左右更代而痛宜溫通方
桂枝　獨活　秦艽　茯苓　防風
附子　木瓜　萆薢　米仁　晚蠶沙　海桐皮
倪嫗　溼熱脚氣上攻心胸脘中滿脹嘔逆乃溼甚熱化與
苦辛先治在上之脹滿用瀉心法
川連　黃芩　枳實　半夏　薑汁　杏仁
吾吳地偏東南水多土少溼盛土虛溼邪爲害最

每內經云中於濕者下先受之下焦如瀆水濕易積足之陰之脈從足走腹足三陽之脈從頭走足濕之為餘從陽化者為濕熱濕之三陰虛者從濕從陰化者為寒濕外來之濕夾風者利濕中兼祛風之品脾肝腎三陰不足血燥亦可生風濕補肝腎亦佐祛風足少陽足厥陰脈皆在足故易於生風也腳氣亦有寒熱虛實皆要認清不可混治偏補泄一誤立見衝心悶絕者有羣書可考鄙亦不瑣言耳

股腿脛足部　腳氣論

余於壬午至琴川治大市橋吳姓成衣匠二十五歲

而色青黃腰重足腫至股軟而無力兩人扶之而行病越一年有餘服藥將及二百劑罔效按脈濇滯氣促余曰此症却未見過想其情即黃帝云傷風濕痺金匱之著痺濕著而不去腰中如帶五千錢千金所云脚弱病也俗名濕脚氣甚則上衝心腹亦能致命濕脚氣誤投補劑氣閉死者最多即進活人檳榔飲一劑服後遍體汗出直至足心兩劑腫勢消退需用本事杉木散三劑霍然藥不值百文愈此大症古人立方決不欺後學用之的當如鼓應桴今將二方錄後為後鑒

政

活人梹榔飲

梹榔末分　橘葉半　杉木片兩　陳皮三兩

童便兩　河水兩大碗煎之一大碗澄清調梹榔末

飲盡劑覆以被汗出為度

本事杉木散加味方

杉木片半　大腹皮半　橘葉兩　橘皮兩

梹榔兩　防己兩　附子半　陳皮兩

童便兩

股腿脛足部　脚氣論叢

內部 肺癰 肺痿 胃癰 肝癰 腸癰 背癰 肛癰 臑內癰

疔 痧痘 走馬疳 疹 紅痧 白痦 產後腸癰

發無定處部 潰瘍

聽鴻集案

貞

内部

内癰

江寧唐　咳嗽久延肝肺兩傷時吐穢痰脈來洪數防成

内癰際此酷暑有日重之勢

旋覆花　蘇子　蔞皮　桑叶　代赭石　新会皮白

杏仁　紫菀　生西瓜仁

覆方　脈数稍緩胃氣較前甦潑金水有生之機嗆

咳亦稀吐痰仍穢不可專治肺理宜培土滋清

肅可漸臻佳境矣

内部　内癰

紫菀 桑白 川貝 蔞仁 桔梗 杏仁

蘇子 檳榔 梨皮 西瓜仁

青浦旋 腹痛嘔逆蛔蟲蚘盤踞中焦益扶積滯防成內癥

使君子 檳榔 吳萸 山查 藿梗

蘆粟子 麥芽 六神曲 廣皮 枳殼

楓涇謝 腹痛氣逆脇傍微腫延久不散恐成內癥

擬疎肝降氣以圖徐效

沉香 烏藥 檀香 川楝子 蘇梗

右藥為末蘿白豆泡湯送下

上海膠　平昔食物恣意膏粱以致火熱與寒濕交阻腸胃氣機不通火鬱成瘕自內發外痛牽胸肋防傷內膜殊為堪虞用疏導之法以便通積下為鬆候

官桂　沉香　建曲　陳皮　冬瓜子　厚朴
枳殼　赤苓　檳榔　蘿白頭

震澤倪　肝氣橫逆脾土受戕不能運行左偏脇肋作痛時作時止但久痛必傷血絡防其成瘕宜導內部內瘕

痲閉泄以理機

炙杷叶　新絳　鉤藤　歸鬚　米仁

遠志炭　沉香　橘皮　苦梗　桃仁

覆方　痲下痛減痛去七八惟飲食甚微理宜扶

胃佐以宣通

枇杷葉　陳皮　穀芽　蘇子　木瓜　威靈仙

麻仁　川石斛

濮院李　内傷肝絡脇傍作痛較生瘧更甚不可

理視

延胡　沉香　枳殼　青皮　陳皮

歸鬚　丹皮　新絳

金壇袁　氣滯少腹逆痛經旬防成內癰

進神曲　萊子　沉香　陳皮　青皮　炒查核

枳殼　木香　梹榔　通草

今另立內癰一門在於腹部皮裏膜外或在經脈

或六腑壅滯因之病在腸胃之間皆名可徵

故總言曰內癰經云五藏不和七竅不通六腑不和

留積為癰臟腑不和而營逆瘡於外也營衛稽留於經

內部　內癰論

脈之中則血澁而不行不行衛氣從之而不通壅遏不行故大熱不止熱勝則腐腐則爲膿人之胸腹有十二募募者各臟腑陰会之所皆由癰由疽在何經即經募上內必浮腫募中時時隱痛浮腫爲癰隱痛爲疽根淺者爲癰深者爲疽鄙以治癰疽者癰者血之壅也疽者氣之阻也故癰色紅屬陽疽色白屬陰氣血壅阻六府以通爲補六腑之症宜先通之五臟屬陰血之壅者宜溫以消之內癰初起治法不出理氣消瘀通絡今擬九方治

肉癰始起之時不在臟府癰疽已潰之例於乃因循不治恐已成膿內攻腐腸爛胃穿膜潰腹不可救矣

肉

肉癰論

肺癰 附痿

唯亭徐 肺癰延久已將痿矣

北沙參 冬瓜仁 茯苓 穀芽 丹皮

生米仁 地骨皮 鮮藕

湖州李 肝陽內熾肺金受灼以致咳嗆綿綿吐痰臭穢正虚肺癰時值炎暑有日重之勢幸納穀仍健脉不數大可恃也恐且與清肅之法

白石英 瓜蔞皮 川貝母 米仁 花粉

紫菀茸 款冬花 西瓜仁 橘白

肉部 肺癰

江甯周　咳嗽經久今交冬令氣不降因反傷陽絡瘀中帶血脈濁不鮮脈來洪數兩顴赤色此由素常好飲温熱内蘊又加夏秋暑熱夾帶肺藏受傷症為肺癰重候急擬清肅止血徐商益補

洋參　懷牛膝　冬瓜仁　杏仁　米仁

茯苓　清阿膠　生蛤殼

太倉葉　風邪久鬱肺藏蘊熱咳吐穢痰腥臭胸内中府穴隱隱作痛是謂肺癰乘膿未成急與疏散法

煨葛根　丹參　杏仁　花粉　大豆黃卷
地骨皮　黃瓜　蛤殼　薄荷　桑皮

樟堰王　咳傷肺藏隱隱作痛頻吐穢痰成爲肺癰脈
見洪大理宜清肅佐以培土爲主
粉沙參　麥冬　米仁　茯苓　蘆根炒竹茹
地骨皮　玉竹　杏仁　苡仁　穭豆皮

木瀆周　咳吐久纏痰色黃臭上膈隱隱作痛痰滯血腥
右寸脈浮數此係肺癰脾爲肺母急治癰母俾壯
旺生金庶乎肺也宜附
内部　肺癰

薑參　茯苓　川石斛　黃耆　川貝
冬朮　廣皮　甜杏仁　桑皮　桔梗

無錫湯　吐咳肺熾瘦，肺癆已成，骨蒸聲嘶，深為可慮。
代赭石　蘇子　梧柳　通草　紫菀茸
旋覆花　杏仁　花粉　竹茹

巴城盛　久嗽傷肺，肺為嬌藏，居於至高，中有二十四竅，行列分布，諸藏之氣，司清濁之運化，清肅不能下行，遂致肺中清竅不蒙蔽，蘊熱成癆，與熾臟瘦綿

吐不已夏秋深為可慮所喜胃陽未困猶餘一線生機

白石英　紫菀　瓜蔞仁　桑叶　蘆根

馬兜鈴　川貝　冬瓜仁　竹茹

江陰梁　咳嗽痰稠咽乾膚燥腰肋刺痛肝肺兩傷氣分受傷發為肺癰宜清肺鎮肝冀咳減痰少不致咯血可望向安

旋覆花　桑皮　薏仁　紫菀　杏仁　代赭石

蘇子　白前　海石

肉部　肺癰

唐栖王 咳出膿血氣口脈数兆肺癰而何耶

淮小麦 甘草節 桃仁 米仁 天冬

冬瓜仁 蘆根鬚 白前

横涇宋 久嗽音啞咽痛近復悪寒頭痛風熱復傷肺

衛肺氣不清防成肺癰

北沙参 桑葉 橘紅 丹参 蘇葉

牛蒡子 黄芩 元参 杏仁 茅根

南潯丁 咳嗆胸膈不舒厥陰内熾又值炎夏金受堪爍所

致腥穢膿痰吐之不已成為肺癰重候喜惡胃腸未

因治之猶可奏功

金沸草　蘇子　桑葉　橘葉　藕　西瓜仁

瓜蔞　枇杷葉

金澤史

咳逆膈胸隱痛不舒肺氣閉鬱之甚則熱之久成癰吐痰臭穢兼之咯血虛怯之症難取效於藥力

北沙參　川石斛　川貝　薏仁　花粉

馬兜鈴　枇杷葉　桑叶　嫩竹衣

覆方　聲音稍亮咳嗽略減飲食漸進頗有轉機惟痰血仍吐不已脯熱未退不外肺鬱積滿之故呆補有妨

同部　肺癰

氣機再於汁飲法冀其轉旋

甜杏酪　蔗漿　鮮斛汁　藕汁　梨汁

枇杷露　穀露　茅根汁

肺主居至高其形象天重藥不能及用藥輕者上也露汁藥中最輕者治其最高之臟肺主清潤則胃土柔和胃之能輸津於肺所謂天氣下降為雨地氣上騰為雲金土生化循機轉旋不息之則治人不可以其平淡將金玉之方棄如瓦石礫也

北圻楊　肺癰自春至夏丙火燥金所以膿痰愈吐賣燥

咽乾右寸脈芤細數漸廿脾土蹭蹬致肺無能爲有宴
澄倉猝禍起矣
紫菀 地骨皮 茜根 薏仁 川石斛
米仁 冬桑叶 蘇子 川貝 藕

嘉興張 風溫襲肺咳嗆兩月未曾暢汗胸膈隱痛吐痰
腥穢肺癰之象已成擬清理肺熱
馬兜鈴 米仁 荊芥 桑白 蘇子
大豆卷 川貝 杏仁 石斛 竹茹

蘆墟卜 咳嗽脇痛風溫久蓄肺胃防成肺癰宜清熱爲事

內部 肺癰

表之

杏仁　薄荷　滑石　蘆根　桔梗　荊芥

連喬　赤苓　牛蒡子

東山屠　病因肝肺不和去年夏季曾患癲癇之疾入

秋咳嗽自冬至春胸滿氣急吐痰黄膩帶臭穢證

屬肺癰所幸脈不細數形質不尫羸就病擬方從肝

肺主治

桑叶　杏仁　川貝　蘇子　橘紅　茯苓　玉竹

甘草　竹茹　旋覆花

周莊李　風熱傷肺咳嗽痰臭音啞防成肺癰

牛蒡子　薄荷　蘇葉　桑叶　杏仁

海浮石　川貝　橘紅　米仁　茅根

唯亭蔡　肺癰稍愈濕起水腫子令母虛金土兩傷

勿輕視之

煨葛根　新會皮　扁豆衣　冬瓜衣

桑白皮　車前子　地骨皮　地栗根

生穀芽　赤苓

浦東施　神怯胃減痰喘氣急盜汗脈軟肺液衰矣

內部　肺癰

治擬順氣生津

紫菀　馬兜鈴　米仁　石斛　川貝

杏仁　白石英　橘紅　茯苓　穤秧

附代茶方

枇杷叶　西瓜翠　茅根　鮮薄荷叶

扁豆皮　穤稻秧　蘆根　藕汁

右藥吊露代茶常服

覆方　形神稍健胃氣漸開咳減痰清聊有向愈之

期擬與調補

黨参　黄耆　炙草　川貝　甜杏仁
於朮　茯苓　桃仁　麥冬　五味子
崇明曹　勞倦失力咳嗽咽痛防成肺癰
旋覆花　杏仁　薏仁　桔梗
桑白皮　桃仁　蘇子　通草
宜興朱　肺癰瘀中見血胸悶脇痛肝肺絡傷寒
怒欬嘔暑邪互結於胸正虛邪實怕血傾吐
青蒿梗　陳淮麥　厚朴　檳榔　桃仁
代赭石　旋覆花　葛根　杏仁　藕
内部　肺癰

覆方　服藥要適暑邪已去脇痛亦止咳減痰清
漸臻佳境胸悶仍然不舒此亦肺熱失肅之機滋水清
金佐以降冏可免失血之虞

北沙參　杏仁　橘皮　甘草　蘇子
白石英　枳殼　旋覆花　血餘　赭石

金降衛　痰喘氣逆咳嗽胸痛肺瘺之地已見法擬苦
以洩之酸以收之之義

橘皮　杏仁　川貝　橘紅　百合　白芍
蘇子　枳殼　[illegible]　蘆根

烏鎮盛　疫氣交阻咳嗆氣短所吐之痰色綠而臭右

肋作痛是肺癰之重症也

半夏　薏仁　新降　枇杷葉　橘紅

杏仁　通草　蘇子　青蔥管　桑叶

蠡墅段　風熱是外感溫熱是內傷咳嗽痰中帶血

氣腥而臭係風溫閉鬱溫熱薰蒸成為肺癰內症矣

平昔嗜飲今當痛戒

米仁　冬瓜仁　茯苓　蘆根　桑葉

桃仁　苦杏仁

內部　肺癰

吴江朱　肺熱咳嗽痰腥氣穢防成肺癰姑擬清燥
熱之治
羚羊角　薏苡仁　桑叶　蘆根　茯苓
白蒺藜　橘紅　川貝

洙涇衛　痰瘧未愈又見嗆咳痰膩腥穢防成肺癰
理宜潤肺清肅之治
老蘇梗　瓜蔞霜　桑叶　茯苓　鈎藤
杏仁霜　炒蘇子　橘紅　枇杷叶

某　氣鼓單脹中空無物臥則氣塞渴飲上沖漸有

不得安卧之象。開手起病之由，每是惱怒動肝，肝木尅傷脾土，脾失健運，氣阻成脹，延及百日，正氣愈虛，濁更堅凝，逆走攻肺，上喉氣逆，欬喘脘中蘊熱，欬出膿血。病根固在肝脾，今已侵及肺部。丹溪曰水金制木，脾無賊邪之害，滋水制火，肺得清化之權。目下要務在順氣，胸中開爽，寢食不廢，使可從容論治。不過春分節近，更屬難調矣。先用宣通上焦法

大腹皮　薑皮　厚朴　紫菀　黑山梔

茯苓皮　桑皮　杏仁　蘇子

肉部　肺癰

服丸劑以早服腎氣丸晚服四君子湯

某 久嗽痰纖膿血或作並非肺痿此褚氏所謂難名之疾也病涉少陰而陰火甚熾以飲食消息之

豬膚 蛤殼 海參 川貝 梨汁 米仁根

某 缺盆右痛肺經受傷宜清補並施

生地 瓜蔞藤 川斛 川貝 白芨末

阿膠 側柏叶 蘇梗 牡蠣 大麥冬

沙參 藕節炭

用梨汁拌藥三次 柿餅搗丸

某　失血在五年前咳頻嘔噦氣自上衝逆乃下元精血之虛兆外邪寒熱之欬痰出腥氣亦從下出節慾勿勞力胃壯可免勞怯

都氣丸

某　脈數咳血曾咯腥痰若作肺癰論須木火因煩勞陽升逼肺，肺熱不能生水陰愈虧陽愈熾故血由陽而出也當金水同療法之

熟地四兩　生地二兩　海參膠二兩　石斛膏四兩　女貞一兩五錢

龜板三兩　麥冬二兩　旱蓮草一兩　米浚女膠二兩　天冬二兩

內部　肺癰

茯神二兩 北沙參四兩 膠膏丸

陸 脈數血瘀咳甚瘦腥肢腫陽升内風鼓動最爲難治
生地 阿膠 天冬 麥冬 白芍 茯神

孫 用力氣逆血亂咳出腥瘀濁血用
千金葦莖湯

某 邪鬱化壅咳吐膿血音啞
麻杏石膏湯加桔梗苡仁桃仁紫菀

褚 温邪中自口鼻迫而入肺爲咳喘繼傳膻中則

嗆血乃心營肺衛受邪也邪在上焦壅遏阻氣必聚為熱痰臭嗆渴是欬内閉惜不以河間三焦立法或謂傷寒主六經或謂肺癰專泄氣血致熱無出路胸突腹大危期至速矣即有對症藥餌氣湧沸騰勢必湧吐無餘焉尚有濟夫溫熱熾道填塞内竅神識昏迷脹悶欲絕者須以芳香宣竅佐牛黄金箔深入藏絡以搜錮閉之邪令危篤若此百中圖而已此案最易作肺癰誤治特此錄出須知風溫熱壅於肺一条

紫雪丹

内部　肺癰

丙戌冬大溫無雨雪丁亥春起咳嗆常熟專以蘆根橄欖湯多敗後咳嗆音啞咳吐臭穢腥痰余以麻杏石膏湯合千金葦莖等湯治愈最多惟膏之家不肯服

馬培之先生與余言曰肺癰切勿用外科全生集之犀黃丸服者多死余思肺癰成膿芳香易於竄亂洞倘膿潰之後填補之劑恐不及多服芳香竄亂通裏渙氣泄肺癰而死或者王鴻緒因風溫壅塞偶用應手故傳於後世徐洄溪先生亦喜用余以用在將成之時還可若用於成膿已潰之後無有不死者愚者千慮或有一得

肺痿

洪 三二 勞煩經營陽氣弛張即冬溫外因咳嗽亦是氣泄邪侵辛以散邪苦以降逆希冀嗽止而肺欲辛過辛則正氣散失音不能揚色消吐涎喉痺是肺痿難治矣仿內經氣味過辛主以甘緩

北沙參 麥冬 飴餹 南棗

查 四二 脈細心熱呼吸有音夜寤不寐過服發散氣泄陽傷爲肺痿之疴仲景法以胃藥補母救子崇生氣也

金匱麦門冬湯

徐　肺痿頻吐涎沫食物不下並不渴飲豈是實火津涸蕩盡二便日少宗仲景甘藥理胃乃虛則補母仍佐宣通脘間之扞格

人參　製半夏　生甘草　南棗肉

麦冬　白粳米

沈　積勞憂思固是內傷冬溫觸入而為嗽咳乃氣分先虛而邪得外湊辛散斯氣分愈泄滋陰非能安上咽痛音啞虛中邪伏恰值春暖陽和脉中脉外

氣機流行所以小效旬日者生陽漸振之象數而暴冷驟加衛陽久弱不能擁護致小愈病復診得脉數而虛虛偏大於右寸口吐涎沫不能多飲湯水面色少華五心多熱而足指浮腫古人謂金空則鳴金實則無聲金破碎亦無聲是為肺病顯然之內傷虛餒為多虛則補其母胃土是也肺痿之疴議仲景麥門冬方

濮院孫　內外煩蒸咳嗽脉細而數舌絳漸光肺液暗耗延成肺痿非小恙也

內部　肺痿

銀柴胡　地骨皮　蛤壳　穀芽　甜杏仁
浮淮麦　枇杷叶　石斛　橘红

王
潰瘍流膿經年脉細色奪聲嘶食減咳嗽喉中
梗痛咽漏損脂涸陰失内守陽失外衛肺痿之疴
涼难全好
人參　黄耆　苡仁　炙草　歸身
白芨

顧
久咳神衰氣促汗出此屬肺痿
黄芪蜜炙八錢　生苡仁二錢　白百合四錢　里甘草二錢　白芨四錢

南棗四兩 水熬膏 米飲湯送

湯

肺氣不降咳痰嘔逆

鮮蘆根 桃仁 絲瓜子 苡米

肺癰肺痿雖同一肺經治法大異癰者壅也壅則不通痿者萎也萎而不振癰為邪實痿為正虛如肺癰之症咳必暴來必速膈中隱痛氣粗脈數洪實吐痰膿血膩厚如豆汁臭穢不堪肺痿之症咳必漸來必緩膈中不痛氣餒脈數虛大吐痰白膩柔如米粥雖臭不甚看肺癰肺痿總以胃氣為先有胃氣倘穀

西部 肺癰痿論

穀者肺之穀也米色白属肺味甘属胃藉土生金子有所依雖重可治若胃氣一敗面紅顴赤煩躁不寧喘促嘔膿不休或精神極倦俱属難治金匱云始萌可救成膿必死仲景使人肺癰早治勿致成膿延久肺痿葉敗身致不救然肺癰成膿之後能胃氣不憊正可支持用藥謹慎調理得法十中可全四五余見亦多未必竟爲死症治肺癰之法如始萌之時得一通字著力通則壅去壅去可消肺葉雖壞無幾元氣未傷愈之亦速故仲聖戒後學即與通之然通之一法全

在臨症之人有風寒積飲壅塞以小青龍湯徹之水氣溢肺壅塞以葶藶大棗湯瀉之火熱毒氣之毒結聚壅塞以皂莢丸攻之瘀血相裹壅塞以澤漆湯吐之風寒襲肺痰濁飲阻氣機壅塞以射干麻黃湯開之膿已將成以桔梗湯提之風熱化熱積飲化熱壅塞肺脹而喘者以越婢加半夏小青龍加石膏湯驅之逐之瘀俱膿欲將成壅塞以三物白散下之以上之法皆各分其因從上從下從表從裏即通因通之通則不壅之義也如成膿已潰治法必要變更清滋元氣

内部　肺癰痿論

已傷肺葉漸壞，猶專於通攻，穿裏膜，氣泄肺竭而死矣。故治法不得不從緩而變更也，與肺痿之法相近矣。猶已潰之後，膿血不盡，以千金葦莖湯，桃仁消漸積之痰，葦莖清肺熱西而通肺竅，苡米泄肺熱，消久積肺中之水飲，瓜瓣能生朽腐中之生氣，不致再潰，漸可晤生長肌，而餘熱未退，胃氣不甦者，金匱麥門冬湯，取半夏滑利，佐以甘涼，肺竅中痰血餘膿可去，助胃土以生金，如氣已盡，熱毒未解，千金一味甘草湯，甘以培土而兼解毒。此治肺癰之大略。肺痿者，萎而不振之象，痿屬氣虛而津少如草卉之痿烈火薰蒸而萎寒凜淅沍亦能萎或汗或吐或利小便或亡津液肺燥則痿金匱麥門湯千金甘草湯如肺中冷多涎沫上不能制下焦陽氣不能上承以蒸化之權肺不能布精諸藏下焦亦不能蒸化津液上供於肺之冷故也以甘草乾薑湯如氣阻涎沫千金桂枝芍藥加皂莢湯肺中冷津液極少者千金炙甘草湯氣虛欲痿黃芪甘草湯肺冷氣虛胃弱千金生薑甘草湯肺癰潰後以不固正亦可成痿之症始起可蠻補亦可成癰之痿雖有虛

門部　肺癰痿論

實之分實中夾虛虛中夾實臨時變化用藥精當如一有不慎禍即旋踵矣此皆金匱肺痿肺癰之大概也然金匱方法先聖之規模方藥合符投之如鼓應桴如針刺芥故方藥不合誤用則有毫釐千里之殊後賢無此力量不敢輕用先聖之方大智有異余思肺為嬌藏居於至高外合皮毛六氣之邪肺先受之肺被邪阻壅塞皆可為癰咳久肺虛皆可為痿癰痿始起各有所因故風溫襲肺壅塞不通以辛涼解之風寒襲於肺中辛溫散之　桑菊飲　銀翹散　麻黄杏

子石膏湯　芎蘇飲　杏蘇散　大青龍湯　麻黄湯　蘇子降氣湯之類擇而用之　若火邪刑金肺熱葉舉壅塞不通治以辛凉參以甘凉清之泄之　白虎湯　瀉白散　竹叶石膏湯　葦莖湯　生脈散　二母湯　桔梗湯　三石散之類　若水氣上停積飲溢肺壅塞不通者治以苦温淡泄　小青龍湯　葶藶大棗湯　厚朴杏子湯　小半夏加茯苓湯　桂苓术甘飲　越婢湯　二味麦门冬湯　清肺飲之類俱可斟酌用之　若燥氣傷金津涸煎熬膠結痰瘀粘固滞肺

内部　肺癰痿論

竅壅塞不通治以清之潤之 金匱麥門冬湯
清燥救肺湯 炙甘草湯 三才湯 桑麻丸
三子湯 瓊玉膏 清燥湯 五汁飲 桑白皮等汁
十味煎 千金姜蜜丸 玉竹麥門冬湯 玉女煎
牛乳飲 百合湯 貝母瓜蔞散 百花膏 滋陰清
化丸 與久咳肺痿合而擇用之此等皆避重就輕杜
漸防微早治之法 固病進棄不救成痿備成痿之證
雖用金匱各法不亦晚乎救肺癰於萌之時又不能辨
症拘延時日聽其成膿肉潰豈不更晚也余愧不敏

隨錄各方治於未成之前 惟願高明參酌 今輯四
十八方皆見症施治不拘金匱成法避重就輕實
皆從古法中脫化而出 視黨之士能將此篇方論潛
心默契再考博群書肺經癰痿雖不求速有功先可
保其無過莫笑鄙言迂拙治病不求有功不如不治
然今看內癰者能於營氣虛實癰痿將成已成辨別
清楚 藥必中病 能有幾人 於能細心審症用藥的
當 雖不見速功而無大過者亦醫之上工矣

症辨說

內部 肺癰痿論

瓜瓣即瓜子，總而言之，余以內癰之要藥，不獨治肺癰一症，何也？如瓜子在瓜中日久，瓜已朽腐，而瓜子生全然存，朽腐潰爛中生生之氣。余因癰潰收斂時不用。肺癰用西瓜子，取其形似肺，天生白屬陽，可清肺而肺癰。胃癰用東瓜子，取形象腹，肺屬金，胃屬陽明燥，而俱色白。肝癰用絲瓜子，肝色青而筋絡，絲瓜取其色青有絡也。腸癰用甜瓜子，取其質直白色，大腸燥金色白，質亦直而通也。其餘內癰，瓜蔞子均可酌用。

葦莖說

蘆葦一物兩種葦粗大而質鬆蘆細硬而質堅皆
中空後人俱用蘆根取其色白味甘清肺胃之正藥如
肺胃熱甚可用如肺癰潰膿之後正氣已虛熱勢已退
多服寒涼敗脾戕胃肺之小管最多餘膿膠粘其中樓
別不淨千金用葦莖取其性中通可入通肺之小竅樓
別管內餘膿通其筋絡之氣道不致壅塞釀成後患於
再用蘆根使虛陽上騰胃氣更弱余治肺癰潰膿之
後正氣已虛餘膿不盡以乾葦梗頂上花下嫩管去
節用如膿將成然尚未盡用鮮葦梗頂上嫩管取其

內部　肺癰痿論

工者工也肺位最上葦性中空善通領桃仁入肺中搜剔瘀血敗膿使從糞洩去已蓄之水肺之清道可行穢濁朽腐可去藕瓜瓣生氣可生喻嘉言先生曰千金葦莖湯此方堂堂正正之師也吾師曰葦莖湯諸內癰成膿俱可治不獨肺之一臓也

此肺癰肺痿及瓜瓣葦莖等說皆先師費蘭泉先生庠通訓之分義通葦繇之質之高明斟正

蘆稱名葦葦者偉也蘆之大者也去葉附於莖治肺癰用葦上嫩根梗即葦莖耳頗是

胃癰

丹陽柳　寒熱類癰　中脘穴隱痛微脹不咳嗽咯吐膿血與肺癰有別即此是胃癰也脈沉而數仿立齋壯胃氣為先法

川石斛　穀芽　米仁　黃芪皮　冬瓜子

冬桑叶　薏仁　橘皮

田涇區　中脘穴腫痛不可忍此食積與七情之火互結陽明不得宣通致癰有地擬理氣消積以冀痛減

半夏麴　枳椰　青皮　葛根　大麦仁

胃部　胃癰

范志麯　厚朴　姜皮　草菓

楓橋姜　寒熱延久，脘隱痛不已，係食滯阻氣不宣，並無咳嗽嘔吐膿血，釀成胃癰矣，誤認肺癰，愈治愈劇，尤恐毒氣內攻腸胃，至害非淺

沉香　建麯　枳殻　檳榔　陳皮　厚朴　瓜蔞

蔻殻　大麦仁

紹興張　脘痛作嘔，寒熱不純，此熱阻胃口，須防成癰

煨葛根　檳榔　草菓　青皮　厚朴

青蒿梗　瓜蔞仁

附熨法

江枳殼　枳實　麩皮　滷鹽

右藥為末共炒熱縫包好熨痛處

韓

酒濕類聚例以分利診脉微細陽氣已敗濕壅生

脹鼓胃癃膿清脹則陽亡即死苓朮運中祛濕佐

附通陽氣以治濕一法

茯苓　炮附子　生白朮　左牡蠣

澤瀉　車前子

胃癃一症內經甲乙經東垣十書馮氏錦囊金匱

內部　胃癃論

要畧立齋醫案丹溪心法外科正宗諸書論症論脉已詳無須瑣述然能識症知脉者甚少內經曰當候胃脉其脉當沉细沉细者氣逆（甲乙經逆作沉濇）逆者人迎甚盛甚盛則熱人迎者胃脉也逆而盛則熱聚於胃中而不行故胃脘為癰也（脉息微茫為難辨別）鄙見內癰隱而不見手不能近所謂至難者全憑脉息指下辨明七尺之軀九分之脉能分內癰外易診也惟內經云本經纂原隱痛浮腫却為何癰如此辨之猶有二三分把握然到此癰勢已成經云六府不和留積為癰壅遏不

通則鬱、鬱勝胸膈痞膿惟胃之癰爲更甚於他府經云胃爲之市百物聚集之府太素曰胃者太倉也咽大腸小腸膀胱胃之閭里門戶也市倉府積精脾氣之運閭里門戶轉運通調太倉不致壅塞市不致阻滯胃實則腸虛腸虛胃實胃虛更實更虛氣得上下自然無病經云飲食不下膈塞不通邪在胃脘也鄙意思之致胃脘癰者各有其因或穢濕壅鬱或膿唇太重或鬱業過度或七情鬱火或飽食辟奔走或飽食喜臥或攖懷動怒俱可鬱鬱氣逆壅塞成癰胃爲人

丙部　胃癰論

之根本人以胃氣爲先飲食藥餌每有不宜皆不先傷於胃之處中虛兩頭門之最小上口爲賁門下口爲幽門物聚類雜最易壅塞胃脘爲上下之分壅於賁門脘中阻硬成膈則吐膈血壅於幽門者近臍隱痛成膈則便膈血治胃脘之法將成之時以通氣消積爲先以府以通氣爲補通則壅去先保其不成如然勝已經成膈以清熱排膈導下清熱則保其未受傷之地攻下膈血不致潰腐膈胃膈潰之後保亦胃氣爲先備胃氣一敗飲食漸減藥難運化延成危症此胃脘穴外

生癰高突按之有膿即用火針或用刀卧而刺之使是膿外泄不致內潰裏膜腐爛藏府必穢膿日久穿膜腐腸身致不救今輯七方未成膿之前理氣攻積一法也已成膿之後壯胃氣一法也濕壅生熱運中祛濕一法也胃癰初起外熨溫通一法也至於排膿清熱攻積消滯達下諸方有群書可考不憚煩言矣

內部　胃癰論

肝癰

東山范　寒熱延久左偏肋脇結腫作痛時發時止脉數而弦此風熱於肝氣相併爲患恐成肝癰宜疏肝清熱標本並治

旋覆花　延胡　川楝子　新絳　丹皮
黑山梔　黄柏　青葱管　當歸

青浦徐　咳嗆久纏交冬令來左脇肋隱痛期門微腫兩脇脹滿側卧則驚素問曰肝癰兩胠滿卧則驚不得小便便溺艱澀肝係繫於二陰顯係肝癰之症議與疏肝瀉肺爲治

内部　肝癰

枇杷叶　蘇子　紫苑　鈎藤　通草
廣橘紅　新絳　竹茹　瓜蔞

嘉善周　脇下结腫色白不能轉側重按覺痛此肝癰也大便燥而秘有瘀血在內理宜疏降
柴胡　桃仁　青皮　木香　生軍　歸鬚
香附　當歸　延胡索

王　痛久屈伸不得自如徐靈胎先生評曰脇癰在此句挑之經脈絡脈呆鈍氣痺血瘀鬱蒸化熱旬日頻頻大便必有血下浸喘促煩躁不飢不食並寒熱汗出全是錮結在裏欲作

内癰之象部位脇左之上内應乎肝癰者壅也血滞结必入於絡吐痰口氣皆臭内癰已見一斑矣

炒桃仁　新絳　降香末　野薔薇汁

東瓜子　紫菀　金銀花

肝癰一症因不常有人皆罕見故諸書少詳經云期門隱隱痛者肝疽也上肉微起者肝癰期門穴又名肝募在乳旁一寸半再直上寸半素問曰肝癰兩胠滿卧則驚不得小便余思肝為厥陰内藏相火膽附相火之與木連膜同脂肝為風藏為將軍之官謀慮出焉膽為中正之官決斷出焉肝為膽之謀慮取

内部　肝癰論

膽之決斷，人有謀慮不決之事，肝鬱則氣結血瘀，膽不能決，火愈熾，風愈煽，氣血瘀結，鬱則火生，肝氣不能宣通，火鬱則化成膿。脇肋期門者，皆肝之外候。肝經布於脇，少陽膽經行身之兩旁，脇肋作痛生癰，皆在肝之經脈，非肝之本藏也。華真君曰：肝癰不可針刺，須用內消法。鄙意肝氣逆於經中，壅塞成膿，此乃外候軀殼之病。脇肋屬肝膽行經之所，期門肝之穴，非能乎內消，不得外潰，反潰入裏，攻穿裏膜，腐及腸胃，豈有不早刺外洩，能乎內潰，豈有是理。非生軀殼之內，肝之本藏癰成速用內消之法斷無在軀殼之外刺穿裏膜能及於肝者未之有也故治內癰之法一層裏膜如用兵之一座城垣生於外者猶起之時如暴寇初至當先散其衆不能待其潰結理氣消痰之藥用之在速使其經脈宣通自然消散若已癰膿如賊已成壘城中之軍不能敵不得不求救於外雖服內消內托亦屬無益急用刀針外刺使毒外潰如援至攻開賊壘城中軍心自安矣生於內之卑藏者如左右之親近內引內患暗伏其中急宜搜之逐之倘一時游怠失察流蔓難圖故內癰鍼不

內部　肝癰論

可及手不可近所不杜漸防微致成危症陳遠公曰肝癰膿生勢似緩然此肝最急癰成而毒發更甚驟否有脇痛數日而死者此癰已久成膿潰毒而死如左右之患起於不測債軍敗事此皆醫不能治預而遲延病家疎忽不治而死者不能杜漸防微預治之患也余以治肝癰膿部之癰先保裏膜如用兵將務保危城恒萬軍不致潰散生死關頭即此矣肝癰雖虛罕見肝死全在豈有不生癰者乎撫拾成議質之高明臨症之時未尚無小補耳

腸癰

劉河孫 去年產后瘀積未楚入春腹漸作痛兩手
脉來濇滯此係衝脉有阻隧道阻塞以致腹形漸大關元穴
微腫按之急痛乃成癰之征法宜消積通絡爲治
製香附 柏子仁 延胡 米仁 麦芽
旋覆花 青葱管 赤芍 歸鬚 丹參
新降

楊濤宋 素患肥氣近加少腹繞臍而痛溢血厥陰脉絡並
於小腸又爲水分穴之所處成腸癰形脉濇現虛象恐
内部 腸癰

難文持

黨參　琥珀　麻仁　黑芝麻　淡蓯蓉

紅麴　人乳　青橘叶

覆方　服前方後前愈腫脹腹疼痛更甚正虛襲脹之候

仍擬清潤不致妄泛脹出也

黨參　大腹皮　橘紅　竹茹　穀芽　飴糖

伏龍肝　石斛　蘿殼

常州徐　產後敗瘀阻於腸募少腹作痛腸癰之所由作

也且擬溫通之法以冀瘀下積消堪免成膿

肉桂　蘄艾絨　丹參　麻仁　炮薑
琥珀　茺蔚子　紅麯　薤白頭

覆方　積瘀積下一時未能蕩滌腹痛依然按脈細濇元氣甚虛扶元則積瘀難下疏導則元氣愈虛攻補兩難平章不易勉擬溫通再候轉機

肉桂　黨參　神曲　陳廣皮　苡米
丹參　艾絨　麻仁　威靈仙

丹徒楊　衝任脈虛天癸不準來時腰腹作痛此係肝虛血滯阻於腸膜以致少腹結硬瘀痛不已有內部腸癰

腸癰之症枯於溫通導滯以望紅潮準信為分消之

消

製附子　花蕊石　桃仁泥　茺蔚子

敗醬草　查炭　丹參

附重方

小白菜　棉花核　車前根　青葱管

大蒜頭　艾風頭

覆方　腸癰得漫膿潰已下誠為佳兆惟少腹腫塊依

然未退此積膿未淨之故也仍以前法治之

製附子 肉桂 陳皮 查核 新絳

花蕊石 丹參 茺蔚子

附摩汁代茶方

沉香 烏藥 降香 蘇梗 枳殼

蒔香 檳榔

青浦張 寒食互結少腹迸痛脈沉滯亂惟厥悶防之成

癰

沉香 艾絨 檳榔 藿香 炮薑

椒目 草菓 厚朴 炮淡吳茱萸

肉部 腸癰

吴江朱　寒濕氣滯少腹作痛此腸癰之基也

厚朴　蘇梗　枳殼　廣皮　葛根　檳榔

藿梗　青皮　查肉　葱管

餘杭歐　小腸癰延遲治誤因膿已成破傷必費曲折急

與補托勿一誤再誤向作瘧治何異隔靴搔癢

當參　瓦楞子　丹參　棗仁　米仁

黃耆　橘皮

梅堰湯　小腸癰破傷纖膿奪臍而出盜汗脈軟形

骸尫羸瘵怯已成難許無寔

黨參　北沙參　棗仁　五味子　木香
黃耆　范志曲　浮麥　穭豆皮　廣皮
蘆墟沈　小腸癰内潰小便下蛇十許此乃肉膜有傷治
之非易
製附子　琥珀　東瓜子　苡仁米
敗醬草　川連　廣皮　瓜蔞仁
覆方　膿蛇如故藥石無功
黨參　烏賊骨　陳皮　兔絲子　米仁
丹參　菩提珠　穀芽
肉部　腸癰

嘉定閔　產後瘀阻自冬經夏少腹作痛痛勢着跳急踈
營衞兜成腸癰
製香附　茺蔚子　艾絨　當歸　蘇梗
延胡索　澤蘭　丹參

崑山孟　蓐後惡露每臥以致敗血失道流注腸中釀
成內癰擬和以導之之法
香附　陳皮　當歸　丹參　煨木香
白芍　艾葉　茺蔚子

同里張　微寒微熱脉細而數少腹急結腫臍突腸側有

水聲由癰已成擬溫以通之
肉桂　茺蔚子　陳皮　澄茄　艾葉
薤白　花蕊石

蘇州錢　恒葉　轎夫急於奔走致腸胃傳送不能舒展
敗血滲瘀壅遏腸中而成肉癰與薏苡仁湯治之
赤小豆　防己　薏苡仁　甘草　桃仁
粉丹皮　蔞仁

嘉定比邱尼　小腸癰潰後膿水不已腸中時流敗水滲瘀
此症起於素患不舒經閉為病難於調治
內部　腸癰

黨參　米仁　穀芽　甘草　赤苓　丹參　花粉　陳皮

金鈴錢　少腹攻痛小便濇滯並以後重防成小腸癰

澤瀉　陳皮　枳實　艾叶　青皮

荔子　烏藥　薤白豆　川楝子

附黨方

大蒜梗　青葱管　艾葉

唯亭李　臍腹隱隱作痛痛則氣衝於上便秘脈弦小便赤

淋濇痛顯係腸癰亦奔豚也宜大黃湯下之痛去即

緩矣

大黄 朴硝 桃仁 丹皮 青皮 苡仁

丹參 木通 赤苓 茺蔚子

蠡墅王 蟠腸癰前擬導瘀開泄法未見鬆機瘀滯腑絡未能蕩滌再以排瘀潤腸佐以降氣治法以斷

郁李仁 麻仁 新會皮 蘇梗

兔絲子 蔞仁 青葱管 丹參

太倉朱 惡寒發熱少腹腫痛脈有芤象左腳屈不能伸名縮腳腸癰宜破瘀行氣治之

延胡 陳皮 木香 歸尾 青皮

西部 腸癰

枳殼　紅花　焦山查

泖涇周　脐腹絞痛時例有聲腸癰已成矣

焦神麯　官桂　枳殼　艾葉　炮薑

山查核　川楝

吴江張　腸癰

川楝子　澄茄　白芍　烏藥　蘇梗

山查核　陳皮　艾葉

朱家角陳　少腹氣逆便祕脈亂防成蟠腸癰

葛根　沉香　青蒿梗　厚朴　查核

艾葉 梹榔 扁豆葉 陳皮

横涇馮 半產後五十餘日惡露流入小腸以致腹痛且腫腸癰之漸也擬失笑散主之

五靈脂 蒲黃 川楝子 川連 茺蔚子 延胡索 丹參 薤白頭 查核

青浦袁 脾虛不能統血敗瘀滲入腸胃之間以致臍突腹腫痛勢日加此腸癰欲作膿也法擬健脾行瘀以冀勿潰為妙

茺蔚子 兔絲子 穀芽 丹參 竹茹

內部 腸癰

川楝子　新會皮　白芍

太倉繆　腸癰在將成未成之際擬運行以待散

川鬱金　延胡　歸尾　申薑　陳皮

絲瓜絡　紅花　桃仁　蘇梗　新絳

平望倪　腹中作痛脹滿難食小便濇滞此腸癰也

遵古法以薏苡仁湯主之

米仁　瓜蔞　丹皮　白芍　桃仁泥

畢　濕熱由腑滞及腸中大便不爽食入不適平昔肝

木易動厥陰不主疏泄少腹形脹無非滞氣之壅

久則濁瘀日踞
小溫中丸 三錢 十服

某 臍傍紫黑先厥後熱少腹痛如刀刮二便皆濇兩足筋縮有腸癰之患
老薤白 兩頭尖 小茴香 當歸鬚 炙山甲

某 舌進黃小腹堅滿小便不利兩足皆痿溫熱結聚六腑不通有腸癰之患
川楝子 丹皮 山梔 通草 青皮 小茴香

某 壯熱旬日周身筋脈牽掣少腹堅硬小便淋漓忽
內部 腸癰

冷忽然歇瘕腹血乃腸瘕痛仿孫真人牡丹皮大黄湯主之

大黄 牡丹皮 芒硝 瓜子 桃仁 金匱刪繁劉涓子附成俱用此方

蔣氏帶下不止少腹冈踝痛連至足不能縮伸絡脈不宣最有結瘕纏綿不可不慮醫云肝氣豈有是理

桂枝 遠志 當歸 杞子 茯苓

鹿角霜 生苑沙

朱 四十 產後冬月右腿浮腫按之自冷冰論敗血少年已

成腸癰針刺泄氣，痛反加，此乃衝任先虛，蹻維脈空，不爲用事，溫補下元，須通絡脈，然取效甚遲，恪守可望却痛。

此案本非腸癰，最易誤治，故特錄之，以便臨症核對。

蓯蓉　當歸　肉桂　小茴　牛膝

茯苓　鹿角霜　鹿角膠熔溶蜜丸

吳

產後十二朝，先寒戰，後發熱，少腹疞痛，腹膨滿，下部腰肢不能轉側伸縮，小溲嗇少而痛，此敗血流入筋絡，延久變爲瘍症，議用五加散。

小生地　炒查肉　生薑　車前　牛膝　五靈脂

內部　腸癰

調入琥珀末一錢

又

十六朝諸症稍減，而黃昏戌亥時衝氣自下而上至胸中，即脹悶、肢冷、汗出，右腹板實，此厥陰肝藏因驚氣逆。今惡露未清，重鎮酸斂，均爲暫忌。擬和血調血爲穩。

炒桃仁　歸鬚　炙附　延胡　小茴

炒查肉　官桂　川楝

又方

人參　當歸　白芍　炙草　茯神　香附

桂心　廣皮

經曰天樞隱隱痛者爲大腸疽其上肉微起者爲大腸癰天樞穴即大腸募在臍旁開二寸關元隱隱痛者小腸疽其上肉微起者小腸癰關元穴即小腸募在臍下三寸此指募穴而言也余思致大小腸癰各有其因或膏粱厚味濕熱壅塞而成或從日急奔氣血阻於下焦飽食奔走腸胃失於展舒負擔重物迸傷腸胃醉飽入房勞致傷精液濕滯瘀凝腸胃瘀塞飢飽勞役腸胃受傷飽食喜臥食積停滯受寒氣陽氣不能宣通或脾虛濕滯濕壅流入小腸或跌仆停瘀腸膜或婦人分娩用力太過氣陷阻滯不升產後

內部　腸癰論

喜臥流瘀入絡或肝氣鬱結暴怒憂愁氣結不通車馬疾奔震動腸胃膜絡尼姑孀婦室女乾血停阻有心經火毒流入小腸肺經之熱移於大腸以上皆可成癰大小腸癰不外乎血瘀氣阻寒濕熱壅已潰未潰並虛並實了然一見便明治腸癰不難矣寒者溫之熱者涼之氣滯者理之瘀阻者行之治大小腸癰始萌之大綱領也至中利溫消滯化痰排膿清熱溫通解毒固已和中升降各法者四法中之變化也雖有群書可考余今輯四十一方潛心參玩亦可增一隙之明

余思大小腸癰治之法，諸先哲辯之極於不明簡略，附入可取爲法。部見生大小腸癰，小腸上口即胃之下口，曰幽門；大腸上口即小腸下口，曰闌門，又爲水分穴，泌糟粕化精液，滲便即在此分清，糟粕歸大腸，滲溺歸膀胱。屈曲變化之處，最易壅塞，如市井蹊徑人衆門巷之間，易壅易阻。腸癰者生此之處最多。癰生於大腸易治，大腸爲傳道之官，變化出焉，陽明多氣多血，魄門爲五藏使，水穀不得久藏，其氣率之下達，瀉之其毒，膿與糟粕而出。生於小腸治之較

内部 腸癰論

難小腸爲受盛之官化物出焉有毒難泄太陽多血少氣與心火合爲表裏雖濁則熱從溺溲而出也看腸癰之法先從少腹按之皮肉輕按痛者癰生於外腹癰也若輕按不甚痛強按之內中痛甚腸癰也若小便淋瀝有惡寒發熱身皮甲錯少腹腫狀在一處痛者腳屈難伸腸癰也若少腹皆不痛一處獨痛癰已成若獨痛之處按之熱他處不熱膿已成若脈來遲緊者氣滯血瘀未成膿也脈見數滑有寒熱已成膿也服熱藥更痛者已成膿也服熱藥而痛

緩者膿未成也膿非火煅煉不能成故服此藥痛更甚也腸癰者要卧清静之室尚猫鼠響器哄嚇之聲幼孩跌仆防其驚跳則腸斷不救此皆屢次試驗而得之未成膿之前要分氣阻血滯虛實寒熱諸法施治為君若可考其不多贅既成膿之後下之不得吐之不能不得不開之使膿外泄遷延腐爛腸胃或膿奪膈而出或少腹内潰出膿或大便之膿或嘔膿婦女前陰出膿内中腸胃無有不壞者吾友少田胡勇曰以予所言内癰先保裹膜為要務也此說未腸癰開刀動針

内部　腸癰論

裏膜必穿豈不誤人性命余曰更言 却是有理
然刺火針肉未受傷如針灸之法為有不傷裏膜
然其孔小易於收斂若其肉潰其中腐爛已久收
斂不易遷延日久正氣已敗生長更難然刀針手
法各有秘傳惟是孟河馬氏巢氏余屢見之此
皆衣鉢相傳惟燙火鍼為最速救人甚衆其餘
能開肉癰者未曾見耳若無師傳受點穴不真認
症不準亂針亂刺孫真人云腸癰妄治必殺人即此
也余不能刀針惟腸癰不敢旁贊一言今有無師傳

授以外科較内科易置出數種合藥數方竟爲瘍科備遇内癰大症如之奈何今聊質鄙言瘍科高明務必考覈内癰爲救人之要事諸公責我罪我余不敢施辭也

内部　腸癰論

腎俞癰

松江史 腎俞癰灸風腫臥痛減大府酒煮山雷坎位地

冷灸寒自宜溫補

肉桂 延胡 茯苓 青鹽 熟地

枸杞 杜仲

宜興尤 腎俞癰延久不愈恐成瘡怯

西洋參 川石斛 車前 茯苓 鱉甲

北沙參 大豆卷 白芍

青浦蘇 背脊先曲次發腎俞之勢必潰其陽虛損

內部 腎俞癰

之極加以脉數胃困最難治療

黨參　川石斛　茯神　料豆　扁豆皮

冬朮　五味子　神曲　鱉甲　川貝母

南滙李　腎俞色白漫腫防其成癰此空隙之穴非比他處祗令消散為首務先理寒熱次商外瘍

葛根　藿梗　蔻殼　蘇梗　木瓜

青蒿　陳皮　厚朴　丹參　扁豆

青浦查　腎俞發腫旺腫化可下向要另有變遷未敢預決

北沙參　忍冬花　黄耆　石决明

天花粉　製首烏　杜穀芽　廣皮

作

浦馬　腎俞因發由真元虧損而成勿泛視之

北沙參　人參　茯苓　神曲　黄耆

女貞子　甘草　淮麦　料豆

膏方　進補托之劑年端依然神思昏頹胃氣困憊

甚非佳兆再擬補托以决成敗

人參　白芍　女貞子　黄耆　甘草

冬术　杜仲　大生地　茯苓

囟部　腎俞發

淮安程 腎俞堅硬如石形如大毬綿延半載皮色泛红已有穿象流膿為吉出血為凶此血癭之流亞也

此症即是石疽寒氣夾痰凝結所致秋因皮色泛红故不能用溫藥

川貝 牡蠣 紫菜 遠志 連翹 蘇子 廣皮 夏枯草

俞為陽之穴募為陰之会諸經之俞在背諸經之募在腹藏府不和病發於外發於陽者在俞發於

陰者在募發於本臟府者在俞發於府者屬陽治之猶易發於臟者屬陰治之極難何也內經云六府者所以化水穀而行津液者也五藏者所以藏精神血氣魂魄者也又云六府傳化物而不藏故實而不能滿也五藏者藏精氣而不瀉故滿而不能實也六府之氣本通雖窒塞壅阻易於通達五藏生癰肺本中空主氣之呼吸出入猶他藏治之猶易至於脾肝腎四藏之癰生於本藏膜內者鍼不可至藥不可及手不近可內科不識其症外科不得其法妄治而誤

內部　腎俞發論

者比比循丞也夫腎俞竅者名曰連腎發此腎經之外竅也生於命門穴脊之十四椎自下至上第七椎即七節之傍中有小心處是也此處其方在北其卦在坎卦爲寒水之地因藏相火如水底蟄龍雷陰陽相抱爲先天之本性命之根精氣神聚藏之所生生育化壽夭榮枯皆在於斯又在骨身內陷空隙之處靠裏膜最近與腎爲比鄰此處生竅故經一潰風先自傍徨矣先哲皆云房勞過度致傷腎水鄙愚耄耋襁褓高僧節婦皆有生此竅者豈皆房

勞乎〻中名有〻因寒熱則化火陰虛則火生或者
操勞思慮有動乎中必搖〻精或小兒先天不足或
房後腎經受寒〻熱化火或強制亢陽陰精內涸或
春方丹石忍精入〻房慾火內燔或〻房勞不節淋濁癃
夢遺滑泄婦人淋帶過度脂液內竭或膏粱厚味傳
久患熱於中或跌挫停瘀腎膜或婦人漏經血崩產
後亡血過多陰津內涸或肝陽獨旺內爍腎陰種〻得
腎俞生癰然此症治法最難天地水向東流腎本難
實未潰之時難起難發已潰之後瘡怯易成元氣

內部　腎俞發論

易敗此處背脈屬陽上行太陽寒水之脈下行之腎之中命門在焉真水之中相火藏焉若不補陰專攻其毒則腎水更傷毒難速化若專補陰而不通陽則陰無以生毒且深藏不能外泄今輯八方辟毒以腎俞麝灸以煙酒溫補之中夾熟地之填陰青鹽之引藥入腎參延胡之消其已阻之瘀此陰陽並補益消之法也虛損瘵勞之漸溫補兼陰之中參以茯苓車前神曲豆卷暗泄腎邪去脾胃之溫防其胃困亦一法也如夾外邪先理寒熱以商外瘍亦一法也瘍

痞平塌神識昏顛胃氣困憊專於補托毫不夾消導滲泄之品亦一法也堅硬如石皮色泛紅化腐軟堅涼血亦一法也先生瘍科調理之法俱有層次絲絲入扣不但瘍科內科有幾人能望及先生之項背與

內部　腎俞發論

佚 肛癰

肛瘍潰膿雖愈 陰氣已經走泄 當陽氣弛張 發泄又加嗽血痰多 胃納減於平昔 脈數促喘逆脘悶粘清當肅上焦氣分

蘇子 杏仁 香豉 蔞皮 降香
鬱金 桔梗 黑梔皮

魏

脈數垂淋漓 愈後再發 肛脹大便不爽 餘滴更甚

萆薢 豬苓 澤瀉 白通草 海金沙
丹皮 黃柏 晚蠶沙

內部 肛癰

倪霞方　滯濁下行痢後議養陰通腑
阿膠　生地　豬苓　澤瀉　山楂　丹皮
王　痢人述痢中厚味甚忌腸胃滯雖下而留濕未解
濕重濁令氣下墜於肛肛墜痢不已胃不喜食腸紓
失滑舌上有白腐形色議劫腸胃之濕
生茅朮　人參　厚朴　廣皮　炮薑炭
生炒黑附子
肛癰者即臟毒之類也始起則為肛癰潰後即為痔
漏病名雖異總不外乎醉飽入房膏粱厚味煿炙患

毒負重奔走勞碌不停婦人生產努力以上皆能氣陷阻滯濕熱痳毒下注致生肛癰今另立肛癰一條何也肛癰藏毒來之速癰之甚如不速治潰成即成痔漏痼疾倘有不慎即此殞命者多矣肛癰何由而生肛者直腸也肛門即直腸之門也腸胃自賁門之下過幽門氣皆不降飲食入胃隨之下趨直灌小腸小腸下口為闌門屈曲之處泌糟粕化津液即在斯矣如能水穀分清本無疾病如厚味濕熱毒壅滯氣機阻塞膀胱或負重疾奔氣陷血瘀小腸少腸

內部　肛癰論

運化之權蓄積小腸膀胱溼熱壅阻不能從溺道而出反趨於大腸之中灌注肛中魄門為五藏使啟閉有時不比溺孔可時時而洩也溼熱愈壅氣機愈滯肛門之户更閉而不通矣溼熱久留經氣血壅阻即生癰腫熱盛則肉腐為膿肛癰生矣故生於內而不早治膿潰則腸穿則成痔漏痼疾生於外者生於外者熱壅肛門肛門外翻秘結不通故不早治寒熱大作口渴煩躁竟有傷生者也故能預早防範用藥使之壅塞速通能保內消不潰者為上工既潰之後肛門之內有從旁橫行透

牽動大便不時出入最難收歛能卬填毛孔寢早生
肌肉生長完固亦良工也若用刀鍼繫線要能適長
肌肉哉日久漸虛致成勞怯而死者多矣惟顧瘍科
治藥之時辨其陰陽虛實當攻當補理氣利濕清
熱解毒溫通等法俱有章也可考皆在臨證之權宜
非筆能盡述也今輯四方粗具規模治之得法皆在臨
證之變通焉

內部　肛癰論

腹内癰論

古之醫者無分内外，又學有根柢，故能無病不識。後世内科外科究分別歟？然爲内症者内科治之歟？然爲外症者外科治之。至有病腹中，内外未歟然者，則各執一說，各擅一方，歷試諸藥，皆無效驗。輕者變重，重者即殞命矣。此等症不特外科當知之，即内科亦不可不辨明真確也。亂之責即勿施治，如是臨危束手而委他人也。腹内之癰有數症：有肺癰，有肝癰，有胃脘癰，有小腸癰，有大腸而膀胱癰惟肺癰咳吐腥痰人所易辨餘者或以為瘀結或以為瘀血或以為寒痰或以為食積醫藥雜投及至成膿治亦無及并有不及成膿者而死者病者醫者皆終不知何以致死比比然也今先辨明瘀積瘀血寒痰食積之狀凡瘀結瘀血必有所因且由漸而成寒痰則痛止無定又必另現痰症食積則必有受傷之日且三五日必大便通即散惟外症則痛有常所而遷延益甚金匱遺云諸脈浮數應當發熱而反淅淅

惡寒若有痛處當發其癰以手按腫上熱者有膿不熱者無膿此數句乃腸癰真諦也金匱之文簡而易明真金科玉律也惜瘍科皆不留意者多又云腸癰之為病身甲錯腹皮急按之濡如腫狀腹無積聚身無熱是也若肝癰則脇內隱隱痛日久亦吐膿血小腸癰與大腸相似而位略高膀胱癰則在小腹之下近毛際著皮即痛小便亦艱而痛胃脘癰有寒實二種其實者易消若成膿必大吐膿血而愈惟寒症則多不治先胃中痛脹久而心下漸高其堅如

內部　腸內癰論

石或有寒熱飲食不進按之尤痛形體枯瘦此乃思慮傷脾之症不待膿成即死故凡腹中有一定痛處惡寒倦卧不能食者皆當審察防成內癰甚勿因循求治於不明之人以至久而膿潰自傷其生也

方書五藏六府俱有癰然心為人身之主而藏神心雖有癰將成即死心一生癰即時神昏志亂故即死脾為轉運水穀之藏脾一生癰胃不能熟化亦死膽為清淨之府不出不納外裹脂膜內

藏青汁不能生癰況藏在肝葉膽癰與肝癰治
法同例仲景治肝必治胆膀胱外形一殼脂膜不厚
内藏溲溺時滿時虛雖有其名從未見過治法
於大小腸癰大同小異三焦脘絡本無定之體三焦
皆屬人身軀殼之病雖有其俞募不得作内
癰故有其名而無其症今輯腹内癰惟肺癰
胃癰肝癰大腸癰小腸癰腎俞癰肛癰而已
其餘前輩未曾見過者治症之方余亦不敢
妄為臆説故概未錄

内部　腹内癰論

發無定處部

疔

王　疔毒咯血失血都是暑入陰傷

竹葉心　元參心　鮮生地　黑穭豆皮

麥冬去心

瘡痍

某　足筋不舒爲濕邪所阻以致經脈壅滯今發

瘡印是濕邪踈泄處

熟地　阿膠　桑葉　當歸　甘菊

無定處部　疔　瘡痍

木瓜　新降　牛筋　牛酥　血餘
絲瓜絡　白麻骨　黑芝麻　人乳粉　石決明
豬骨髓　阿膠烊化搗丸

胡
不六脈右勁，因痔瘡頻以熱湯沐浴，衛疎易傷冷熱，皮毛內應乎肺，咳嗽氣塞，瘦身久則食不甘，便燥結，胃津日耗，不能供肺，況秋令天降燥氣，上加漸至老年瘦中之象，此清氣極以潤燥，理勢宜然，倘畏虛日投滯補，益就枯燥矣。
桑叶　甜杏仁　白沙參　麦冬　天花粉

玉竹 甘蔗漿 雪梨漿 熬膏

錢二 脈來右弦左垂陰虛濕熱遺精瘡蝕

黃柏 知母 熟地 萆薢 茯苓

遠志 蜜丸

吳二 久瘡不愈已有濕熱知識太早陰未生成早泄

致陽光易升易降牙宣衄血夢閉夢遺欲固

手陰先和手陽仿丹溪大補陰丸合水陸二仙丹加

牡蠣 金櫻膏丸

汪

腫自下起脹及心胸徧身肌膚赤瘰溺無便滑

無定部處 瘡痍

濕熱積水橫潰經隧氣機閉塞呻吟喘急濕本陰邪下焦先受醫用桂附耆术邪遂化熱充斥三焦以致日加凶危也　方缺

又

濕邪留飲發紅瘰胸聚濁痰滿溜未已用木防己湯

木防己五錢　石膏三錢　杏仁三錢　苡仁三錢

飛滑石四錢　寒水石四錢　通草煎湯代水

薛　九十　腹滿下至少腹三陰都已受傷而周身麻瘡數年不斷脈絡中必有濕熱繞臍痛泄瀉樹

陽不通不獨偏熱偏寒之治當用四苓散

猪苓三 茯苓三 澤瀉二 生於术二

椒目五分

何

煩勞之人衛氣少固霧露雨濕傷之流行清竅癮疹外發脘脇反痹乃經脉絡病無關腑藏

白蒺藜 鉤藤 鬱金 桑叶 橘紅

白蔻仁

覆方 氣窒熱鬱例治上可以通痹

無定處部 癮疹

瓜蔞皮　黃芩　香附　蘇梗　杏仁
黑山梔

孫　寒熱化熱營衛氣窒遂發瘡痍食入即吐
胃中熱灼當忌進腥油先用加味溫膽湯
鮮竹茹三錢　半夏三錢　金石斛三錢　茯苓三錢
廣白皮錢　枳實半　薑汁一匙調

單　瘡毒內攻所進水穀不化遂變濕熱邪漬於經
隧之間不能由腸而下膀胱不利濁上壅遏肺氣不
降喘滿不堪著枕三焦閉塞漸不可治議用中滿

分消之法，必得小便通利，可以援救。
葶藶　苦杏仁　桑皮　厚朴　茯苓皮
通草　大腹皮　豬苓　澤瀉

程

暑風必挾濕，濕必傷於氣，氣分鬱瘧瘡發，即濕邪內發之徵。濕伏必蘊，致氣壅塞咽底脘中，及至進穀無礙，二便通調，中下無病顯然。
白通草　西瓜翠衣　鮮薑根　荷梗

三陰瘧之邪在陰，未經向愈，春季洞利不食，想

張

春雨外濕，水穀內聚，亦濕，即濕勝成五泄之謂。瘡無定部處。
瘡瘻

痍僅泄經隧湿邪未驅長夏及受暑邪上蒙清空諸竅咳嗽耳聾的係新邪豈得與宿病同日而語

連喬 杏仁 飛滑石 嫩竹葉 荷叶汁

桑葉 象貝 黑山梔

張 瘡家湿邪瘧忌用表散

蒼朮白虎湯加草菓

黄 久瀉並發瘡痍是湿勝然蒔苦寒必佐風藥合乎東垣脾宜升胃宜降之旨

人參　川連　黃柏　廣皮　炙草　於朮
羌活　防風　升麻　柴胡　神曲　麥芽

吳二十　雨濕泛潮，外來水穀聚濕內起，兩因相湊，經脈為
痺，治痛繼以瘡痍，漸致痿緩，筋弛氣隧不用。濕雖
阻氣，而熱蒸爍及筋骨，久延廢棄有諸。

大豆黃卷　飛滑石　杏仁　通草　木防己

李　痿躄在下，肝腎居多，但素飲必有濕熱，熱瘀
濕滯，氣血不行，筋縮肌肉不仁，體質重著難移，
無非濕邪深沉也。所論審不誤，大發瘡痍，但久病

無定處部　瘡痍

非速功攻莫計效遲方可愈疾

細生地　當歸須　牛膝　黄柏　萆薢

鹹蓯蓉　生刺蒺　川石斛

吳

下焦痿躄先有遺泄溢瘍頻進滲利陰陽更傷雖有參耆朮苓脾肺以益氣未能救下即如畏冷陽微成日飯後吐食乃胃陽頓衰應乎外冒失職但下焦之病屬精血受傷兩投柔剂溫通之補以腎藏惡燥久病宜通任督通攝兼施亦與古賢四斤金剛健步諸法互參至於胃藥必須

另用夫胃府主乎氣氣滑下行為順專恒有升
陽益胃之條似乎相悖然苓連苦寒非苦降之
味乎凡吐盛一二日暫停下焦血分藥即用扶陽理
胃二日俾中下兩固經旨為陽明之脈束筋骨以
利機關諒本病必有合矣
鹿茸　淡蓯蓉　當歸　杞子　補骨脂
牛膝　柏子仁　茯苓　川斛　巴戟

楊
瘡瘍四肢偏身長夏入秋慵懶倦欲眠乾咳無
瘦頓去味所進已少此陽明胃降因怒致耗即傷
是定靈部　瘡瘍

恐傷元氣之徵，當與甘藥養胃陰以供肺，如金匱麥門冬湯去半夏加黃耆皮。

吳　脉不浮大，非關外風。初起右掌二指已不屈伸，頸面身半以上常見瘡泡之形，此乃陽明脉絡因留濕熱致，非厲氣吸入，定然食物中毒，與宣解緩攻。

連翹　犀角　赤芍　酒煨大黃　片薑黃　荊芥

又　能食，二便通調，臟府無病。初因膿瘡之愈，有泡自

面及肢體至於右肢掌屈伸皆痛為脈絡留邪以致隧道為壅前方辛涼入血先行從降已得小效今製清脈絡壅塞然藉藥力以引導通營衛之一法也

銀花 連翹 犀角 荊芥 生大黃
丹皮 黃芩 川芎 當歸 羚羊角
澤蘭 大豆卷 用桑灰湯十斤浸

吳 瘡痍之後濕熱未去壅阻隧道水穀下咽之化為痰中焦受病故不知饑痰氣上下漸至喘急宜肅部 瘡痍

悶矣但服藥四十劑純是破氣消耗胃陽受傷
疲氣愈不得去矣
半夏　茯苓　炒老薑　炒粳米

又　瘡痍大發營衛行動於脈中脈外可免腹滿之
累矣第穀尚未安適猶是苦勞身進之故胃陽
未復仍以通調利濕主之
半夏　苡米　金石斛　茯苓　澤瀉

張　初因嘔吐是肝胃不和致病故辛香剛燥愈劇也
久病必入血絡然則久瘡不愈矣夫木火皆令燥涸

易飢易飽間有嘔逆斯胃病仍在見呆滯藥味皆非對症

冬桑叶　茯苓　杏仁　三角胡麻　佩蘭

生首烏　苡米　[illegible]　熬育絲膏

楊

身瘦久瘡血分有熱精遇之年最宜安養脈象非有病

生首烏三兩　細生地四兩　地骨皮二兩　金銀花二兩

生甘草一兩　生白芍二兩　丹皮二兩　三角胡麻兩　桑　搗汁洗

蜜丸早服

無定處部　瘡瘦

王

脈來濡滑久瘡變幻未凝是衛陽疏豁不耐寒
暄初受客邪不能混處氣血浸淫僅在陽分肌腠
之患議以舉一法氣壯斯風濕可驅

人參 川芎 當歸 防風 殭蠶 蟬脫
炙草 生薑 大棗 黃耆皮

郎

瘦因於濕久而變热變現瘡疾瘡癬已釀風
濕之毒混在氣血之中邪正攙混處樓爲迺
難驅四肢為甚治從陽明以降法

連翹 防風 白蘚皮 滑石 大黃

赤芍 竹茹 白殭蚕 滑石

汪氏 風溫既久未舒化成瘡瘻當以和血驅風

當歸 赤芍 川芎 牛膝 牛蒡

夏枯草花 藜 殭蚕

某氏 兩進柔潤清補頗投詢知病由乎悲哀煩勞調理向愈繼因目病服苦辛寒散太過遂亂經淋帶年前七八日始淨今則兩旬而止此奇脈因之前議亂經擾述周身累現癮疹瘖纍搔癢不寧想脂液入滲降不固營陽氣浮越衛怯少固客氣外乘凡以淫客無定處部 瘖瘻

邪無有不從火化內經以瘡瘍俱病皆屬於火然
內症爲急正不必以肌膚見病爲緩刻下兩三日
間又值經至之期議進固脉實下佐以東垣瀉陰火
意經至之先用此方

龜甲心　真阿膠　茯神　生白龍骨

旱蓮草　桑螵蛸　人參　知母　早上服

膿窠

某　初病濕熱在經久則濕熱入絡膿窠日久未已
漸而筋骨疼痛金匱云經熱則痺絡熱則痿
數年宿疾勿事速攻
夜服白蒺藜丸
午服犀角　連翹心　丹參　野赤豆皮
元參　細生地　薑黃　桑皮

疥瘡者證治準繩有大疥馬疥濕疥乾疥水
疥五疥之分外科心法有乾濕蟲沙膿五種之異

無定處部　疥瘡論

又有心肺脾肝腎五藏之發風熱濕痰實五字之辨如此治瘡疥微痛不勝其繁就有瘡疥專科治之不易鄙意治瘡疥者乾濕二字定之矣如肌膚乾燥瘦削癢痛搔破出血或無血而起白屑此乃血燥生風風蓄化熱經云諸痛癢瘡皆屬於心心屬火肝屬風火微則癢火甚則痛惟風能消物火能燥物故肌膚乾瘦而能癢痛也治宜養血熄風清血中蓄熱若肌膚腫脹癢痛搔破流水淋漓或釀膿窠此乃風濕相搏稽留化熱經云熱

傷皮毛則痛，濕傷肌肉則腫，汗出見濕，乃生痤疿，勞汗當風，汗出為皶，鬱為痤，此在表者，急宜解之。經云：汗出則瘡已。濕熱盛者，治宜利濕清熱。瘡有蟲者，屬濕熱，濕則朽，朽則生蟲，濕熱清則蟲亦除矣。風濕熱邪初來，脈旺正盛，先治其表；瘡久正虛脈弱，當固元本。以上皆治瘡瘍之大概也。惟挾內證，更宜思索，或先治內，或先治外，並治專治，臨證須有把握，藥劑誤投，為害豈可勝言哉！前案中之誤投桂附參朮，邪蘊化熱，充斥三焦，日就凶危，屢服

無定處部　瘡瘍論

破氣消尅胃陽受傷瘡瘍經癒立方不易今輯二十九方條分縷晰細心玩之自然治外脫閉之法日有進階矣

尹

毖毒

環口燥裂而痛頭面身半以上發出癮疹赤紋乃陽明血熱久蘊成毒瘦人偏熱頗相是症何謂醫人不識

犀角地黃湯

其

風疹塊

風塊瘰癧咳嗽腹痛邪著表裏當用淮叟和

牛蒡子　連翹　杏仁　桔梗　桑枝

象貝母　薄葉　送通聖丸

無定處部　毖毒風疹

陳 脉左数實血絡有熱、暑風濕氣外加遏發疹塊壅腫搔癢是風暑瘍

晚蠶沙 杏仁 連翹 滑石 防已

寒水石 黄柏 銀花

紅瘭

某 病濕挾風身發紅瘭服樓風之剤外燥裏濕外燥風愈裂烈而濕水益聚膚裂水漬始覺微癢豈非濕泄而衛氣得行之據乎此症以治濕為本而禁風燥之品

李

乾首烏　石決明　生朮　川斛　梨汁
黑芝麻　細生地　桑葉

發瘭熱腫，獨是正面，每遇九十月大發，五官漸愈。七八年來如是。因思夏令陽氣宣越，營衛流行無間，秋冬氣凛，外薄氣血凝滯，此濕熱漫無發泄，乃少陽木火之鬱，及陽明蘊蒸之濕，故上焦尤甚耳。法以辛涼，佐以苦寒，俾陽分鬱熱得疏，庶幾發作勢緩。

夏枯草　鮮菊葉　苦丁茶　鬱金　苡仁

無定處部　紅瘭　白癜瘋

羚羊角　黑梔皮　鮮荷葉邊

唐　麻木忽高腫發癢必有風濕襲於皮膜乃軀殼

病　昔人無以宣行通利

羚羊角　片薑黄　川桂枝　白芥子

撫芎　薑半夏

白癜風

某　鬚眉白落皮毛滯澤脈來浮濇此風也非衰白

也三十六種同出異名非淺可之疾夏月宜食香

風蛇俗名即黑風蛇與雞蓉煮食之

此藥耳入之学吃蛇不知要吃幾條

白歸身　芜蔚子　白麻　殭蚕　銀花
旱蓮草　夏枯草　赤芍　生地
江南地卑溼蒸厲疫之氣最盛蛇比他省高燥
之處更毒況烏梢蛇罕有倘誤食毒蛇為害
更烈豈堪同雞食乎不可服蘄州白花蛇穩
妥此薛生白先生方也細考三家醫案薛生
白徵君繆宜亭進士二先生薛吐詞高古筆力
簡淨識短繆用藥專以血肉腥臭炫奇示異當時
文人墨客重其名者文也論治病之法案語精切
無定處部　白癜瘋

用藥尊古惟葉天士先生稱最喻嘉言先生曰雖醫学通於儒学實係醫儒兩不相關徐靈胎先生王孟英先生論之已詳余不敢贅言矣

產後腸癰

吳　產後十二朝先寒戰後發熱少腹疼痛腹彭滿下部腰肢不能轉側伸縮小便短少而痛此敗血流入經絡延久變爲腸癰議用交加散

小生地　炒查肉　生薑　車前　牛膝

五靈脂　調入琥珀末一錢

又　十六朝諸症稍減而黃昏戌亥時衝氣自下而上至胸中脇脹悶肢冷汗出右腹板實此厥陰肝藏因驚氣逆令惡露未清重鎮酸斂均爲暫急撫和

無定處部　產後腸癰

無一　化穩

血用　炒桃仁　延胡　小茴　川楝

澤蘭　炒查肉　炙附

人參　當歸　白芍　炙草　茯神

炙附　廣皮　桂心

遺瘍

姚　遺瘍久不愈，氣血耗盡，中宮營液枯涸，氣不旋轉，得渴飲則痰涎上湧，勢將噎膈。久病若進藥餌難挽，勉擬方

人參　炒麥冬　代赭石　化橘紅

某　服瘍科寒涼之藥，以致氣沖作脹，喘急不臥，此非消降之攻議

來復丹

某　瘡瘍服涼藥，陽傷氣阻，脘悶不運，腹膨最怕

無定處部潰瘍

痧毒内閉急宜通陽

光杏仁　廣皮　澤瀉　大腹皮

茯苓皮　薑皮　厚朴　桂枝木

程

痧毒熱症與參芪不效即當清解爲是消導亦是
非合令者身熱至晡神識欲昏便溏溺赤煩渴是暑
氣攻入内侵肺胃有痙厥之變如用宣肺解毒雖與
暑邪無益亦無害如加黃芪又屬相反大凡熱氣
蒙閉清竅都令神昏當以牛黃清心丸清疫氣之阻
使之竅開況暑必中火有是法與解毒勿悖矣此方看末

胡

瘍科治因瘡毫無托極，先以参术後以消導，再以宣肺解毒，又以黃芪補塞，乾隆時已偏如是，何況今時之醫道日衰也

納食之胃，運化主脾，癰瘍痛潰，臥床不得舒展，臟腑氣機呆鈍，何於外科守定成方，芪术歸地，不能補托，氣血反壅滯於裏，出納之權交失，且是瘡乃水穀濕氣下垂而致，結於足厥陰手陽明之界，欲溫不為，只驅濕補托以冀生機，養賊貽害，焉能濟事。外科守定成方堅牢難破之疾，故外科方案至今未傳，就薛立齋醫案大半皆有妝飾，陳修園薛氏案說騎墻，不敢臨症隨記方案，曉暢之

金石斛　金銀花　槐米　茯苓

晚蠶沙　寒水石

無定處部潰瘍

殷

脈微小潰瘍半月餘膿未消膿水清稀浮腫汗出嘔噁惡食此胃陽垂敗癰毒內攻欲脫夫陽失煦則陰液不承元氣撤則毒愈瀰漫清解若寒究竟斷斷代生陽議甘溫胃受培植至本異陰者復振余非瘍醫據色脈以推至理耳

瘍醫立方難脫內科範圍

加桂理中湯

曹

因瘍漏過進寒涼遂患腰痛牽引脊膂今晨起用身不得自如乃經脈絡脈之中氣血流行失暢久病諒非攻逐議兩和方法

羚羊角　當歸　黃芪　桂枝　桑枝
白蒺藜

脈
潰瘍不合成漏脂液滲去必腸絡空隙因風暗
動攻胃則嘔逆吞酸腹痛泄瀉不食津液不升舌焦
黑不滴飲內外兼病難治之症
人參　玉金盞　炒烏梅肉半下　生淡薑半下　茯苓三錢
白芍藥　炒黑川楝三下　炒橘皮錢

其
瘍潰膿血去多元真大耗脈無力不嗜食噁心中
州不振孫則驚惕神不守也以養營法
無定處部　潰瘍

人參　野朮　廣皮　茯神　炙草　歸身

白芍　五味　棗仁

脈久損漏瘍胃減脹痛議用戊己湯意

人參　茯神　白芍　甘草　炒菟絲子

幼　瘍損餓食身熱六味湯加青蒿節

徐　營傷心辣納食皆味此瘍痛大虛當調其中

人參　歸身　茯神　木瓜　炙草

野朮　廣皮　炒白芍

某　脹迴去身痛猶未息胃傷不嗜穀口無味左關尺

細詢無分正虛之著攝理進者仍宜補托
人參 熟地 玉竹 丹參 歸身 茯神
棗仁 遠志 柏子仁
風燥火之性皆行而數變溫性屬陰者濕濡外受風
燥或雨露之濕中於表分挾風燥混處於氣血之中
故燥為風疹塊紅瘰叢集肌表受病尚淺用藥看
之偏於風偏於濕偏於燥擇之要而治之自然易解
不必重藥擾之裏反使表邪入裏今輯六方參酌
可得之深意焉

無定處部論

白癜瘋一症內經風論篇而易明風氣藏於皮膚之間內不得通外不得泄寒客於脉中不去名曰癘風一癘字包括在表之風猶重名症皆在肉五藏五色風肺風診在眉上其色白肺色白主氣陳實功曰紫白癜風乃是一體而兩種也紫因血滯白因氣滯總因熱體風濕所侵滯毛孔氣血不行所致言分氣血之滯亦宗內經脫化金匱風論亦云風濕雜於營衛經脈痺而不通之意皆以理氣於血之中參祛風之品仲聖有之味黃芪丸黃芪防風湯侯氏黑散越婢等法及各大家之方參酌盡善治風之法有餘矣立名目及

致惑乱内經因除屬風之外皆内症五藏風五色風首風漏風内風目風腸風泄風胃風偏枯等皆於外科不涉及人附会立名更多在外之風曰大麻風蛇皮風邪祟風血風鵝掌風鼓槌風血痺風鱗粃風痼風癩風軟癱風截毛風歷節風紫雲風乾風刺風瘵風白癜風泥壁風瘮風癧風冷風漏蹄風蝦蟇風核桃風黑風水風雁來風雞爪風螻蟈風蟬曳風虫風疙瘩風疾風遊風瞤風頑風順風臑風尚有内症雷頭風偏正頭風半邊風掌筋風刺柱風纏球風腳了風掌背内外題

無空處部論

出許多名目故病名愈多治法愈亂今日市上另有風科專治七十二般風氣雖云風科內外各風症皆能治者實屬寥寥不過捕影捉風之法耳孫真人曰癘風嘗治數百人終於一人不死於死者亦無一人能守禁忌耳惟一婦人病愈後服加減四物湯百餘劑半年之工方得經行十分全愈朱丹溪曰治五人亦惟一婦得免以其貧甚且寡無物可吃也照此論之他事當禁忌口亦是要事餘皆越二三年復作而死以此觀之服屬毒風皆是惡疾徐靈胎曰更可駭者瘡癘之症最重忌口一切鮮毒毫

不可犯無書不載乃近人反令病者專服毒物以爲以毒攻毒夫解毒尚恐無效豈可反增毒種種謬誤不可殫述治風之方不下數百見牛黄搜風丸三十八味中有土蛇一條去骨酒浸作丸桐子大每日服七十丸服五日表汗一次忌牛羊猪雞鵝等有毒及動風果品遂酒色戒房怒慎寒暑等語薛公尚能白癜風之雅瘡縱人食蛇食雞何况以人效而尤之矣又惡病論疾風有四百四種要不解細言矣從中一癥分數名重複可厭如袁太史嘲林詩者云關門閉戶掩柴扉即此類也吾無定處部論

幼時看三家醫案及此吾師費蘭泉先生言此一論吾師已逝世十四年矣今雨牕舊事追憶錄出以誌感懷師曰治風之法名目雖多將一風字放在心上譬如服雷之風初起急宜解表取汗而驅其風若滯於氣宜理氣祛風若滯於血宜和血熄風若挾毒厲之氣宜解毒祛風挾濕者利濕祛風挾熱者清熱涼血祛風氣虛者壯其氣氣盛則風自行血虛者補其血血行風自熄若中風亦要理會風字或挾疫夾熱等亦不能動撤溫補風藥陽邪風火易於相煽辛熱之品亦要謹慎倘溫補辛熱

誤投多致不救吾師曰凡此數語治內外諸風見之大抵矣經云知其要者一言而終不知其要者流散無窮此之謂也師又云治外風吞方有用大腹蛇活蠐螬與火赤練蜩偈者食之殺人也火龍卵死人蛆生漆斑猫等又楓茄花人牙齒蜈蚣樟腦鉛粉礬石之類不可輕用恐病輕藥重中毒而死或積毒臟腑致成痼疾此等方誤者亦多效者亦廣究屬是醫學中楊墨之學非孔孟之道大楓肉多服亦能傷目何以毒物乎此吾師諄諄訓誨之語質之高明以為何如產後癰瘍率是內症今錄三方亦備一格

無定處部論

及錄潰瘍漏瘍等十三方案中言之已詳或過服寒涼陽傷氣阻或誤投芪术繼則消導耗著因閉或多進歸地補塞壅滯氣機此皆瘍科誤治敗壞之症就診於內科亦不能推諉徐靈胎先生批葉天士案云瘡瘍愈後治法合度方案和平輕正因非專家則尚無把握耳專科一切丸散外治有一定之法一有不備即不能建愈功內科精明不知外科得醫術之半余思內科辨症不於無醪醴湯液丸散丹針摩浴熨一定治法外科治法不精無刀針圍貼消散丸散丹一定

治法皆得醫術中半之半不及耳余揣摩半生尚未
得醫術半中之半每臨症仍恐有錯誤痛懲已過抱影
自慙今輯斯書欲內外兩科合而為一得醫術之全體蒼
生之幸也此卷中胃癰腸癰門觀之自知醫術之難

全耳

外科之有風科專治七十二症風氣今有專治傷寒科
者妄立傷寒許多名目言之解頤聽之噴飯有漏底
傷寒發斑傷寒豎頭傷寒溫溫傷寒夾食傷寒
夾經傷寒夾陰傷寒發狂傷寒夾痰傷寒扣頭
無定處部論

傷寒則是傷寒瘟疫傷寒夾驚傷寒夾氣傷寒夾病傷寒醫者不言此等傷名醫不得行對病家此不言此等傷名病家不信相沿成習效而尤之病家問醫曰病者何病答曰傷寒病是何傷寒見其稍有下痢者曰漏底傷寒病家得意曰先生高明果然漏底傷寒所初病邪阻於腸不舒問曰何病答以夾食傷寒恐明日要變發狂傷寒必發熱囈語倘然甚煩燥起坐不安曰發狂傷寒今又變陰頸傷寒矣諸如此類余讀書不成商賈無資藉此小道為衣食

計或出此言識者可恕有高明之士竟言之於口著之於方豈非為識者笑乎又有小兒痫之備名有反弓驚蛇舐驚老鴉驚等數十種備名幼科之外另立驚科專治一切急慢驚風病家問答以此類推即為行醫之捷徑捷致富之良箴惟願急挽此風前列三十六風數十種驚風等備名已刊板行世備名傷寒備名附會成書行世以日害不勝言矣

瘡疥不能多搽水銀硫黃余幼時見鄰族搽徧體焮腫氣阻而死又有藥肆夥身上有蝨搽水銀太多從齒縫

無定處部論

出血腐爛臭穢不堪一等清涼解毒罔效五六日即死
皮毛内應藏府外治之藥不可不慎也